KB004121

그림으로 배우는

통증치료 주사요법

2014

그림으로 배우는

통증치료 주사요법

2014년 9월 17일 초판 인쇄
2014년 9월 27일 초판 발행

저자 / 위르겐 피셔
역자 / 대한신경외과 의사회
발행자 / 박홍주
영업부 / 장상진
관리부 / 이수경
발행처 / 도서출판 푸른솔
편집부 / 715-2493
영업부 / 704-2571~2
팩스 / 3273-4649
디자인 / 이산
주소 / 서울시 마포구 도화동 251-1 근신빌딩 별관 302
등록번호 / 제 1-825

값 / 80,000원

ISBN 978-89-93596-49-6 (93510)

그림으로 배우는

통증치료 주사요법

위르겐 피셔 지음

대한신경외과 의사회 옮김

저자 / **Juergen Fisher, MD**

Professor

Specialist in Orthopedics and Trauma Surgery

Orthopedic Center Luisenplatz

Darmstadt, Germany

(독일 헤센 주 다름슈타트에 있는 루이젠플라츠 정형외과센터의 정형외과 전문의이며 외상 수술 전문가이자 교수)

역자 / **대한신경외과 의사회**

회장 박성균 / 부회장 김문간

총무이사 한동석 / 감사 강원봉

보험이사 이종오 이재학 심정현 김도형

법제이사 임종현 / 재무이사 박진규

학술이사 최세환 최순규 고도일 양승민

푸른솔

머리말

통증은 환자가 의사를 찾게 되는 가장 흔한 원인이다. 환자는 통증이 빨리 완화되어 통증에서 자유로워지기를 원한다. 보다 효율적으로 통증 완화가 이루어질수록 환자는 그 의사를 더 유능하다고 생각한다.

통증을 유발하는 원인의 제거 외에, 통증 자체의 제거가 치료의 궁극적인 목표이다. 이는 빨리, 적은 부작용으로, 그리고 저렴한 비용으로 이루어져야 한다.

국소마취제를 통한 통증 치료는 가장 효율적이고 효능이 가장 신속한 통증 치료법의 하나이다. 그 전제조건은 정확한 기법 및 적응증과 아울러 위험을 아는 것이다. 주사는 침습적인 시술이다. 따라서 정확히 시행해야 한다. 일상 진료에서 접하는 통증의 증상과 양상은 다양하고, 그 원인을 가려내기가 쉽지 않다. 이렇게 일상 진료에서 보게 되는 다양한 통증 양상 가운데, 일부는 전형적이고 끊임없이 반복되는 양상을 나타낸다. 이처럼 전형적인 임상 통증 양상인 경우에는 적절한 주사요법을 정확히 적용해 치료할 수 있다.

이 책에는 증상 지향적인 '요리책 스타일'의 지침이 실려 있어, 접근법을 찾아 적용하기가 쉽다. 따라서 원인이 하나인 국한성 통증이든 혹은 복합통증 증후군이든 모두 효과적으로 그리고 신속하게 치료할 수 있다.

또한 이 책에는 임상 시술시에 도움이 되는 삽화가 많아, 사전 경험이 거의 없어도 주사치료의 시행이 가능하다. 아울러 주사 기법 및 부위와 관련한 위험을 식별할 수 있고 병행 치료도 실려 있다. 이에 따라 시술자는 신속하고도 효율적이면서 비교적 안전한 방법으로 환자의 통증을 제거할 수 있다.

– 위르겐 피셔 Juergen Fischer

한국어판을 출간하면서

이제 우리나라는 급격하게 노령사회로 진입하고 있습니다.

노령의 환자가 늘면서 통증을 주 증상으로 내원하는 환자도 급증하고 있습니다. 또한 최근 들어 수술을 원치 않는 환자가 늘어나면서 이미 통증치료는 일차진료를 하는 대부분의 의사들에게 중요한 치료 항목 중의 하나로 자리를 잡았습니다.

저희 대한신경외과 의사회에서는 이미 두 차례의 신경 통증 주사치료에 대한 책을 발간한 바 있습니다. 이번에 발간되는 저자 위르겐 피셔의 번역본은 전 세계에서 미국(영어권), 일본에 이어 세 번째로 번역되는 책으로서 기존의 신경 통증 주사요법의 개념과는 좀 다르게 접근한 저서입니다.

그림과 색깔을 사용하여 정확한 주사부위를 알기 쉽게 표기하고 있으며, 척추뿐 아니라 다양한 부위의 통증치료 및 복합치료에 대한 내용도 폭넓게 다루고 있어서 통증 주사 치료를 하는 데 있어서 좀 더 쉽고도 다양하게 접근할 수 있을 것으로 생각됩니다.

이 책의 발간으로 통증치료를 하시는 많은 선생님들께 조금이라도 도움이 되시기를 바라며, 정확한 진단과 치료를 통하여 통증으로 고생하시는 많은 환자분들께 행복을 드릴 수 있는 기회가 되었으면 하는 바람입니다.

이 저서를 발간하는 데 고생하신 대한신경외과 의사회 상임 임원분들과 푸른솔 출판사 박홍주 사장님께 깊은 감사를 드립니다.

2014년 9월 5일

대한신경외과 의사회 회장 박성균

차 례

제4장 상지 Upper Extremities

제5장 흉부와 복부 Thorax and Abdomen

제6장 요추와 골반 Lumbar Spine and Pelvis

주사요법 병행 치료 관련 영문 표기와 약어

병행 치료	영문	약어
침술/지압술	acupuncture/acupressure	Acu
자율훈련법	autogenic training	Auto
바이오피드백 치료	biofeedback therapy	BFB
카이로프랙틱 치료	chiropractic treatment	Chiro
냉동요법	cryotherapy	Cryo
이비인후과 치료	otolaryngological medicine	ENT
체외충격파 쇄석술	extracorporeal shock wave lithotripsy	ESWL
마찰마사지	friction massage	FMA
일반의 치료	general medical treatment	Gen
부인과 치료	gynecological treatment	Gyn
내과 치료	internal medicine therapy	Int
마사지	massages	MA
투약	medication	Med
의학적 운동치료	medical exercise therapy	MET
수기 관절가동	manual mobilization	MM
근육이완 기법	muscular relaxation techniques	MR
영양 또는 식사 제한/감시	nutritional or dietary constraints/monitoring	Nut
치과교정	orthodontics	Orthodont
정형 기술	orthopedic technology	Orthotech
물리치료	physical applications	PhysApps
등척성후 이완	postisometric relaxation	PIR
심리정신 보조치료	psychological–psychiatric adjuvant treatment	Psy
주사치료 빈도	frequency of the injection treatment	R
수술적 치료	surgical treatment	Surg
경피전기신경자극	transcutaneous electrical nerve stimulation	TENS
운동치료	therapeutic exercises	ThE
비뇨기과 치료	urological treatment	Urol
치료 효과(+ ~ +++)	therapeutic ranking(+ to +++)	

제1장

서론
Introduction

■ 통증 발생의 생리학

세계적으로 통증은 환자들이 진료를 받는 주요 이유이다. 질환이 통증을 동반하지 않을 경우에는 환자들에게 치료를 받도록 하기가 훨씬 더 어려우므로, 통증 치료는 치료의의 주요 책임 중 하나이다.

시술자가 의사, 물리치료사, 자연요법사, 운동 코치, 혹은 심리사이든 상관없이, 통증 조절을 가장 신속하게 그리고 가장 효과적으로 정복하는 자가 제일 큰 인정을 받는다.

이러한 점에서 통증은 하나의 감각에서 만들어지는 것이 아니라 다양한 감각의 집합이라고 생각된다. 누구나 날카롭고 찌르는 듯한 통증은 알며, 이러한 통증은 위치를 정확히 확인할 수 있고 흔히 피부에서 발생한다. 이런 통증은 빠른 수초성 A 델타 신경섬유(A delta fiber)를 통해 전달된다. 반면 둔탁하고 쥐어짜는 듯한 통증이 있는데, 이러한 통증은 위치를 확인하기가 어렵다. 이런 통증은 느린 비수초성 C 신경섬유(C fiber)를 통해 전달된다. 첫 번째 통증 전달은 척수의 후각(dorsal horn)에서 일어나며, 여기서 3개의 서로 다른 경로가 활성화될 수 있다. 즉 척수의 전각(ventral horn)으로 전달되는 직접적이고 가장 짧은 경로, 외측각(lateral horn)으로 전달되는 경로, 또는 연수와 뇌간을 통해 대뇌피질로 올라가는 경로가 선택될 수 있다(그림 1-1).

선택되는 경로에 따라 매우 다른 반응이 일어난다.

- 전각으로 전달되는 경로는 관련 근육에서 긴장을 증가시킨다. 예를 들어 이러한 긴장 증가에 따라 뜨거움을 느낄 때 통증을 경험하기 전에 손을 떼게 된다.
- 외측각에서 교감신경 복합체로 전달되는 경로는 자율 반응, 즉 혈액순환, 결합조직 장력 또는 통증 역치의 변화를 일으킨다.
- 뇌간, 시상과 대뇌피질로 전달되는 경로는 실제의 통증 감각을 일으키며, 그 감각의 개별적 해석, 통증 투사 현상, 그리고 동반 현상을 촉진하고 억제하는 고도로 복잡한 과정을 포함한다.

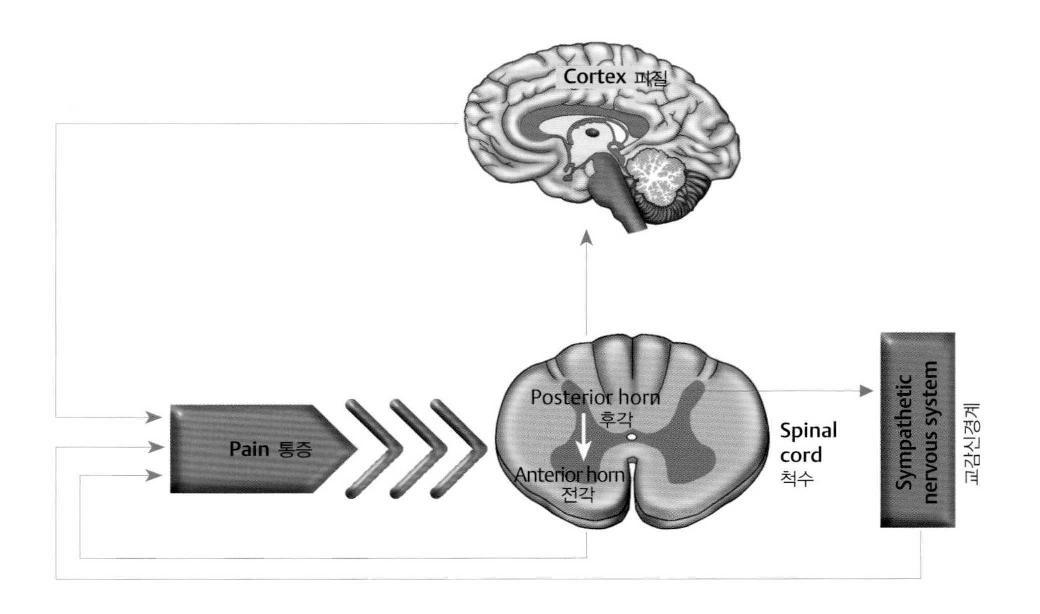

그림 1-1. 통증 전도와 통증 중계

■ 치료 접근법

통증 치료에 대한 치료적 접근법은 그 치료의 만큼이나 다양하다.

기본적인 치료 접근법으로는 다음과 같이 4가지가 있다.

- 통증이 기원하는 부위에서의 통증 치료
- 통증의 전도 경로를 따른 통증 치료
- 통증을 인지하는 부위에서의 통증 치료
- 이차 효과가 일어나는 부위에서의 통증 치료

반사요법은 통증기원부가 아닌 곳을 치료적으로 자극했을 때 효과가 있고, 그 통증기원부에서 반사 반응이 유발하는 경우에 효과적일 수 있다. 반사 요법은 통증 치료에서 중요한 역할을 한다. 이러한 종류의 요법으로는 수기치료, 침술, 물리-온천 치료, 주사치료 등이 있다.

통증유발점(trigger point), 반사점(reflex point), 결합조직 구역(connective tissue zone), 경혈점(acupuncture point), 영역(sphere)과 중추성 통증(central pain)에 대한 정의를 놓고 논쟁이 빈번하다. 하지만 이들은 동일한 영역을 나타내는 의미로 쓰이는 용어로, 누구나 개선을 이루기 위해 동일한 반사 현상을 말하고 있다는 사실과 배치되는 행태이다.

따라서 이하에서 우리는 이러한 논란을 명확히 하려 하지도, 이들 용어를 정의하려는 시도에 휘말리지도 않을 것이며, 다양한 부위에 대한 경험적 지식에서 추출한 정보로 일상 진료에 적용할 수 있는 것을 제공하고자 한다.

■ 국소마취제의 투여 방법

국소마취제를 통한 통증 치료에서는 다음과 같이 4가지 서로 다른 투여 방법이 있다.

1. 분절 치료(Segmental therapy)
2. 국소 치료(Local therapy)
3. 간섭장 치료(Interference field therapy): 특수 국소 치료
4. 전도 경로 차단(Blockage of conduction pathway)

분절 치료는 척수의 각 신경 분절이 피부와 결합조직의 특정 구역(피부분절, dermatome), 근육조직의 특정 구역(근분절, myotome), 그리고 골격계의 특정 구역(골분절, sclerotome)과 발생학적으로 관련이 있다는 사실에 근거한다(그림 1-2). 분절 내에서 신경섬유의 중계 때문에, 간섭(interference)은 엇갈려 작용할 수 있다. 따라서 쿼들요법(quaddle therapy: 통증 부위의 피부내에 쿼들이란 수포를 만들고 그 수포를 통해 국소마취제를 주사해 신경계 반사에 의해 통증을 치료하는 방법)처럼 해당 피부분절의 치료를 통해 그 분절과 관련이 있는 장기가 영향을 받을 수 있다. 반대로 관련 장기의 질환은 해당 근분절 및 피부분절에 영향을 미친다. 또한 해당 근분절 또는 골분절을 통해 장기에 영향을 미칠 수도 있다.

국소 치료는 이환된 조직 또는 장기 부위에서 바로 이루어진다. 대표적인 예가 건 또는 근육 부착부에 대한 주사나, 관절낭 기능장애에서의 주사이다(그림 1-3).

간섭장 치료는 이상 조직 반응을 보이는 구역을 치료한다. 이 역시 국소 치료이지만, 일반적으로 손상 및 흉터 부위, 또는 만성 염증 질환이 이환된 부위를 치료한다. 전형적인 국소 치료에서와 달리, 이러한 국소 간섭장(병소)은 아무 신경 연결 없이 실제의 간섭장과 떨어진 부위에서 장애를 유발할 수 있다. 이와 같은 종류의 만성 간섭장은 만성 편도염 또는 치근 병소처럼 치아-구강-인두 공간 부위에서 자주 발견된다. 또한 수술 흉터도 멀리서 장애를 유발할 수 있다. 이러한 이차 장애는 병소 아래 및 주위에 주사를 해서 제거한다(그림 1-4).

전도 경로에 대한 국소마취제 치료에는 국소마취제를 직접 신경 경로에 주사해 범람시키는(flooding) 치료법이 있다. 이러한 경우에 통증 전도는 말초신경에 대한 주사를 통해 차단된다(그림 1-5).

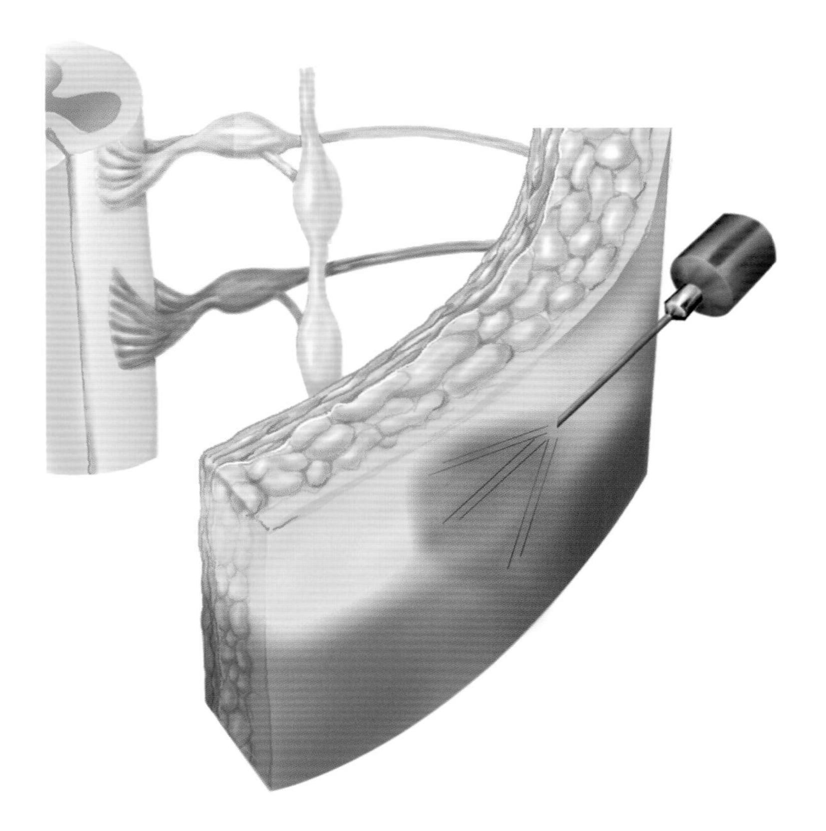

그림 1-2. 분절 치료를 위한 주사 기법. 피부, 피하조직 및 근육이 해당 척수 신경과 이루는 분절적 관계에 주목한다.

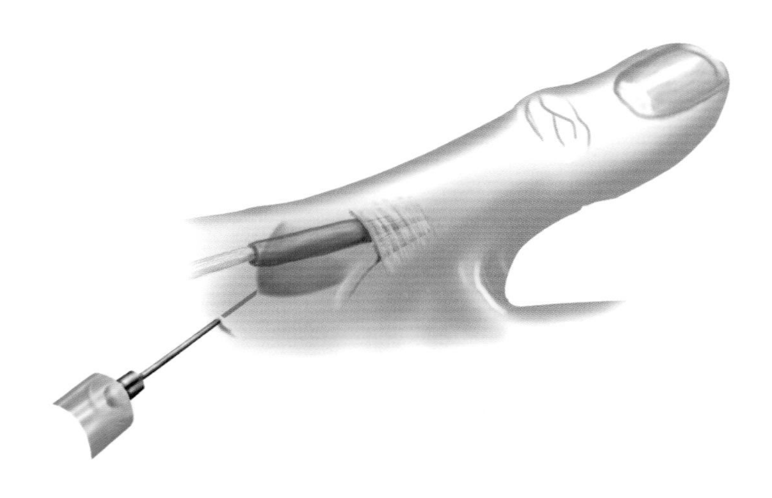

그림 1-3. 국소 치료를 위한 기법.

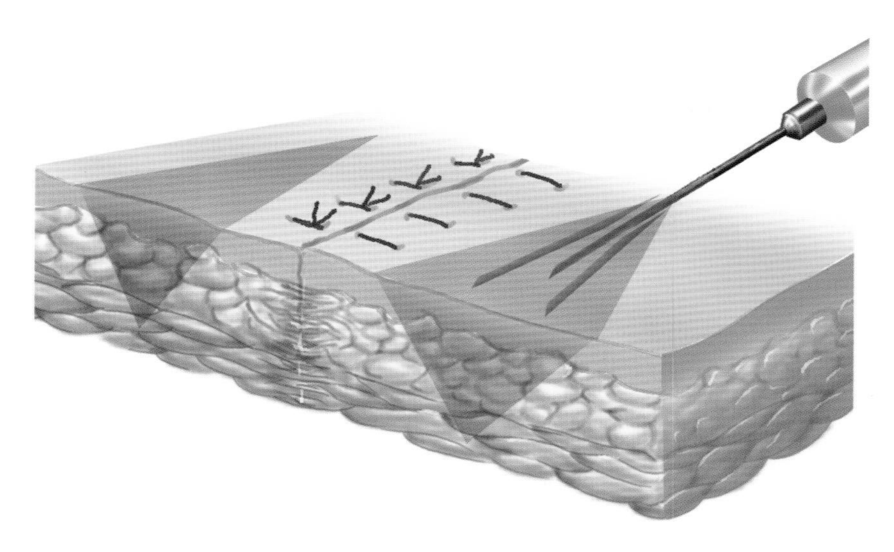

그림 1-4. 국소 간섭장에 국소마취제를 범람시켜 간섭장을 치료하는 기법.

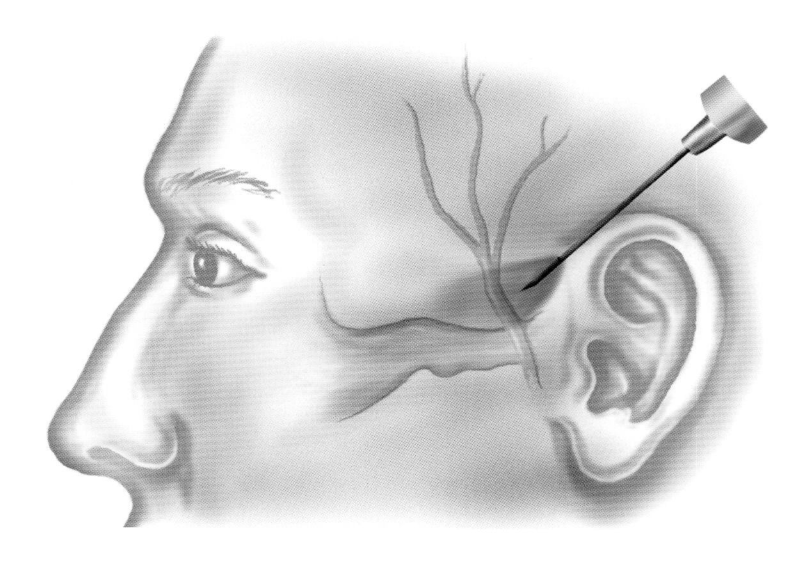

그림 1-5. 전도 경로 치료. 이 경우에는 신경주위 범람 치료법이다. 동맥 및 정맥 경로도 동일한 방법으로 치료한다.
주의: 신경내 및 동맥내 주사를 피해야 한다.

■ 국소마취제의 효과

국소마취제를 주사할 때 주요 목표는 통증을 제거하는 것이지만, 국소마취제에는 몇몇 효과가 추가로 있다는 점을 알아야 한다.

국소마취제의 가장 중요한 효과는 다음과 같다.

- 통증 제거
- 항염 효과
- 모세혈관 밀봉
- 항히스타민 효과
- 항알레르기 효과

■ 주사 기법

국소마취제의 주사를 통해 반사요법을 시작하는 치료의는 누구나 곧 이러한 방법의 효능을 확신하고 자신의 일상 진료과목에 포함시킨다. 이와 같은 치료가 일상적으로 매일 이루어짐에도 불구하고, 각각의 주사에는 상당한 주의를 기울여야 한다.

주사치료는 가장 효과적인 반사요법의 하나이다. 주사치료를 성공적으로 시행하기 위해서는 다음과 같은 6가지 원칙을 준수해야 한다.

1. 법적으로 각각의 주사는 의도적인 중상해죄로 여겨지며, 이러한 행위는 환자에 대한 설명과 환자의 동의 그리고 치료의의 의술의 법칙(lege artis)에 따른 시행을 통해서만 '치료'가 된다.
2. 가장 흔하고 심각한 합병증은 감염이므로, 모든 주사 전에 세척과 소독이 이루어져야 한다.
3. 피부는 멸균할 수 없다! 피부 원통조각(skin cylinder)은 감염의 온상이므로, 피부를 팽팽하게 하고 피부 원통조각을 피하로 밀어내야 한다.
4. 국소마취제의 효능은 용량이 아니라 주사 부위의 정확성에 상응한다.
5. 각각의 주사에 앞서 흡인을 하여 혈관내 투여를 피해야 한다.
6. 아미드(amide) 구조를 가진 국소마취제(예, lidocaine)를 주로 사용하여 알레르기 반응의 위험을 감소시킨다.

물론 바늘과 주사기는 일회용 제품만을 사용해야 한다.

바늘은 가능한 한 가늘어야 하고 주사기는 충분히 길어야 한다. 주사기의 크기는 3가지(2mL, 5mL와 10mL)이다. 주사침의 종류는 표 1-1과 같으며 같은 굵기의 주사침이라도 그 길이는 다양하다.

표 1-1. 주사침

*주사침 색	내경(mm)
회색	27G (0.4mm)
파란색	23G (0.6mm)
검정색	22G (0.7mm)
녹색	21G (0.8mm)
노란색	20G (0.9mm)

* 역자 주: 주사침의 색깔은 제공사마다 다를 수 있다.

국소마취제는 주사하기 전에 바로 주사기로 뽑는다. 미리 국소마취제를 주사기에 채워 저장하는 것은 감염 위험이 있어 허용되지 않는다. 바이알에서 국소마취제를 빼내는 데 사용한 캐뉼라는 주사 전에 바로 폐기하고 새것으로 대체한다. 이렇게 해야 병원균의 확산 위험이 줄어든다. 또한 바이알과 가장 경미한 접촉도 오늘날 사용하는 캐뉼라의 끝을 손상시킨다. 결국 주사바늘이 피부를 통해 삽입되면 피부가 손상되어 통증이 동반된다.

주사 부위는 국소마취제를 주사기로 뽑기 전에 70% 알코올 또는 요오드 대체제로 분무한다. 이는 소독제에 대한 노출의 지속시간을 연장하고 소독의 효능을 증가시킨다. 관절강내 주사의 경우에 노출시간은 최소한 1분이 되어야 한다. 소독제는 닦아내지 않는데, 주사 부위의 피부 구멍으로부터 병원균이 닦일 것이기 때문이다.

적절한 주사 기법은 국소 부작용을 피하는 데 도움이

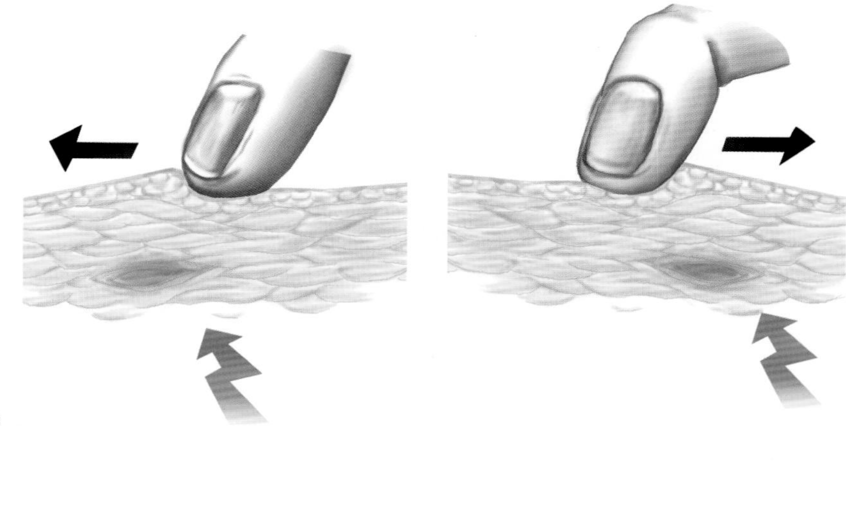

a

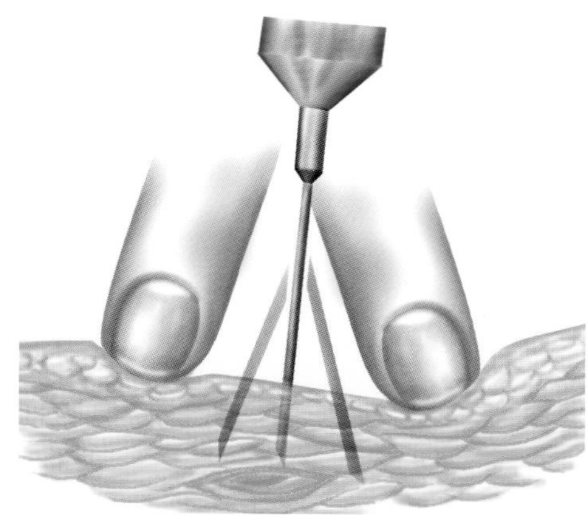

b

그림 1–6a,b
a: 집게손가락의 끝을 이용해 뚜렷이 경화된 조직, 즉 근육경화(myogelosis)를 촉진하는 모습이며, 근육경화와 뚜렷한 국재성 통증이 특징이다.
b: 근육경화 또는 통증 부위의 양측에 양손가락 기법을 사용해 주사액을 정확히 투여한다.

된다. 우리는 양손가락 기법을 권장한다. 주사 부위의 위치를 확인한 후, 주변 부위를 촉진해야 한다(그림 1–6a). 큰 신경 또는 혈관이 주사 부위를 지나가지 않는 것을 확인해야 한다. 양손가락 기법을 적용해 피부를 미리 팽팽하게 한다(그림 1–6b 및 1–7). 바늘은 가늘고 충분히 길어야 한다. 바늘 삽입은 신속하게 피하층까지만 이루어져야 하며, 이 층에서 피부 원통조각을 밀어낸다. 거기서부터 목표로 하는 깊이로 바늘을 전진시킨다(그림 1–8). 바늘을 빼낸 후, 부위를 먼저 소독솜으로 압박한 다음 반창고로 밀봉한다. 그러면 유사조직 복구 기전(histoid repair mechanism)에 따라 주사 통로가 급속히 밀폐된다.

관절강내 주사의 경우에 별도의 엄격한 지침이 적용된다. 주사가 이루어지는 관절강에 대해서는 요구조건이 까다롭다. 적절한 계획 및 준비를 통해 병원균의 확산을 피해야 한다. 이차 창상 치유를 받거나 유사한 병원균을 가진 환자들과 같은 병실에서 치료해서는 안 된다.

주사 부위는 최소한 1분 동안 소독제에 노출시킨다. 의사만이 주사 전에 바로 주사액을 주사기로 뽑는다. 이는 의사가 장갑을 착용한 채 멸균 기법으로 이루어진다. 주사 과정에서는 어떤 종류의 대화라도 최소한으로 유지되어야 한다.

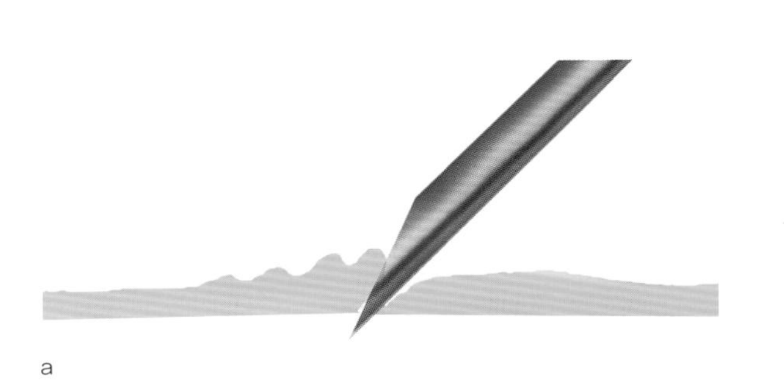

a

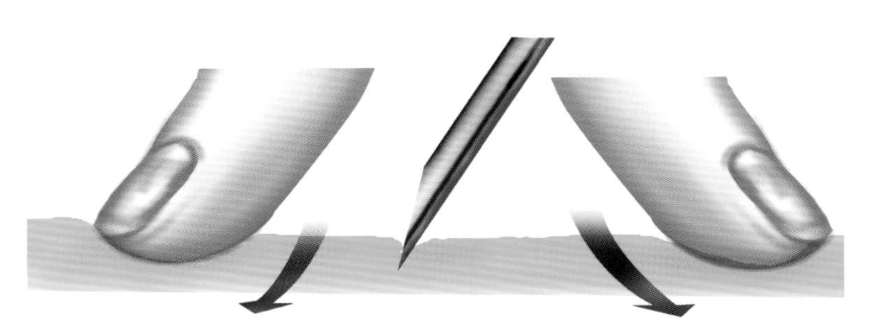

b

그림 1-7a,b

a: 피부를 미리 팽팽하게 하지 않으면 '불도저 효과'가 일어나, 떼어질 피부 원통조각이 비교적 큰 표면적을 차지한다.

b: 피부를 미리 팽팽하게 하면 미세한 피부 주름이 형성되지 않은 상태에서 캐뉼라가 피부를 뚫으며, 떼어질 피부 원통조각의 면적이 최소화된다.

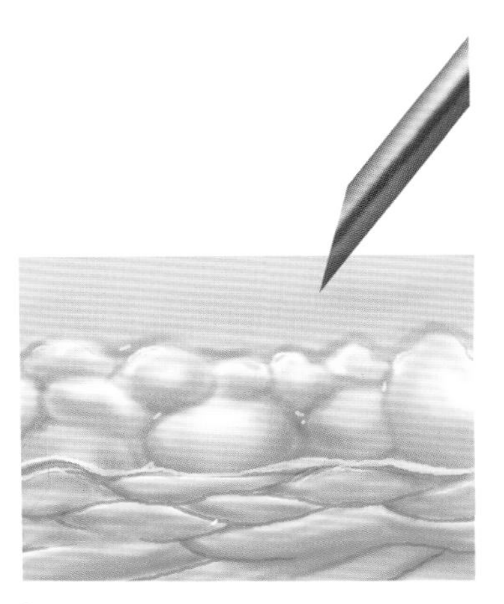

a

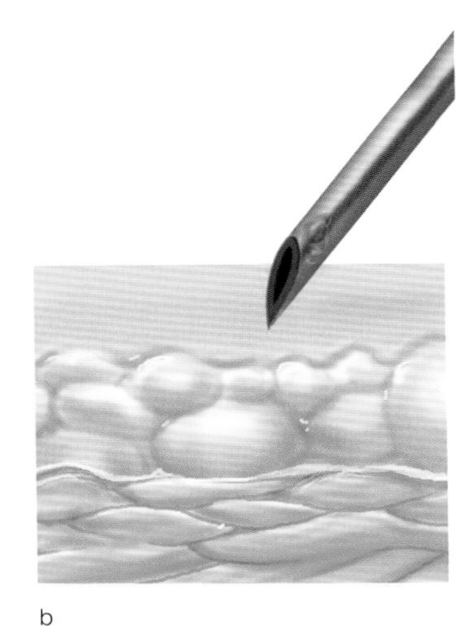

b

그림 1-8a~b

a: 미리 팽팽하게 한 피부에 삽입한다.

b: 캐뉼라가 피부 원통조각을 떼어낸다.

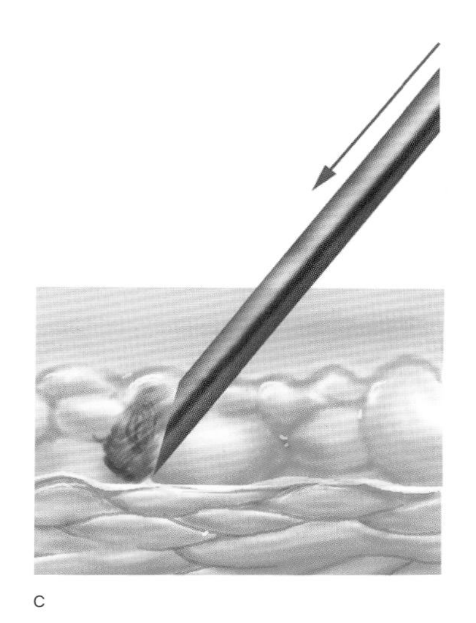

c

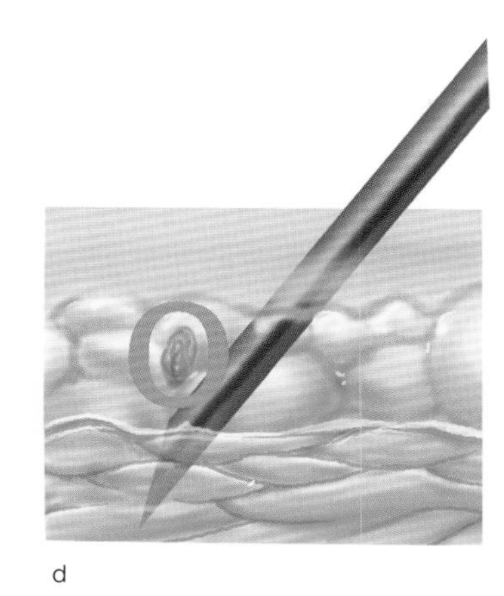

d

그림 1-8c~d
c: 피부 원통조각을 피하에서 밀어낸다.
d: 잠재적인 감염 병소를 밀어낸 후, 바늘을 피하로 전진시킨다.

■ 국소마취제 치료의 부작용과 금기증

국소마취제들은 효과 지속시간, 마취제 역가 및 독성 면에서 서로 다르다. 아울러 알레르기 가능성도 서로 다르다. 주사치료에서는 국소마취제를 반복해서 투여해야 하나, 점점 더 많은 수의 인구가 알레르기 장애를 일으키고 있다. 그러므로 우리는 아미드 구조를 가진 국소마취제(예, lidocaine) 사용을 권장한다. 효과 지속시간과 독성을 살펴보면 표 1-2와 같다. 위험이 현저히 높기 때문에, 우리는 대개 epinephrine의 추가를 권장하지 않는다.

우리는 국소 및 전신 합병증과 부작용을 구분한다. 대부분의 국소 부작용은 부적절한 주사 기법에 기인할 수 있다.

가장 빈번한 국소 부작용은 다음과 같다.

- 이차 출혈을 동반한 혈관 손상
- 박테리아 오염으로 인한 국소 감염
- 부적합한 첨가제로 인한 무균성 자극
- 신경 손상

전신 부작용은 다음과 같다.

- 전신부작용(표 1-3)
- 중추신경계 독성(표 1-4)
- 전신 부작용에 대한 치료(표 1-5)

표 1-3. 국소마취제의 전신 부작용

분류	증상과 증후
호흡기계	비염, 인두부종, 후두부종, 기침, 기관 연축, 호흡곤란, 무호흡
심혈관계	부정맥, 심혈관계허탈, 심정지
피부	가려움증, 두드러기, 혈관부종, 안면부 홍조
소화기계	오심, 구토, 복통, 설사
눈	가려움증, 눈물, 안구충혈
비뇨생식기계	빈뇨, 배뇨장애

표 1-2. 국소마취제의 효과 지속시간과 상대적 독성

국소마취제	효과 지속시간	최대 용량	상대적 독성(procaine을 1로 볼 때)
procaine	최대 45분	500mg	1
prilocaine	2~3시간	400mg	4
lidocaine	2~4시간	200mg	4
mepivacaine	2~4시간	300mg	4
bupivacaine	6~12시간	150mg	10

표 1-4. 중추신경계 독성

증상	치료
혀와 입의 무감각, 금속 맛, 이명, 현기증, 근육 연축, 불분명한 발음, 깊고 불규칙한 호흡, 구토	산소 공급, diazepam(Valiume), thiopental
무의식, 경련, 무호흡	삽관, 이완, 대사성 산증의 조절(완충제 $NaHCO_3$)
용량 diazepam(Valiume): 2.5~5mg IV thiopental: 25~50mg IV, 반복 주사(필요시) 완충제($NaHCO_3$): 150meq, 혈액가스 분석 후 추가 조정	

표 1-5. 전신 부작용에 대한 치료 및 용량

약제	성인 용량
1차 치료	
Epinephrine*	IM 0.3–0.5 mL (1:1000 희석)
	IV 1회: 10 μg over 5–10min (1:100,000 희석시 1mL/min)
	IV 점적: 1–4 μg/min
Oxygen	SaO_2 90% 이상 유지
IV fluids	NS or HS 1–2L bolus
2차 치료	
H1 Blockers	
Diphenhydramine	25–50mg q 6 h IV, IM, or PO
H2 Blockers	
Ranitidine	50mg IV over 5min
Cimetidine	300mg IV
Corticosteroids	
Hydrocortisone	250–500mg IV
Methylprednisolone	80–125mg IV
Prednisone	40–60mg/day PO bid or qd
	Initial IV dose 후 3–5일 경구 투여, tapering은 불필요

약제	성인 용량	
2차 치료		
Bronchospasm이 있을 경우		
Albuterol	1회 분무: 2.5–5.0mg (0.5–1.0mL of 0.5% solution)	20분마다 반복
	Puff 제제: 4–6회 흡입	
	지속적 분무: 5–10mg/h	
Ipratropium bromide	1회 분무: 250–500μg	20분마다 반복
	Puff 제제: 4–6회 흡입	
Magnesium sulfate	2g IV over 20min	
β-Blockers를 복용하는 환자에서 치료에 반응하지 않는 저혈압이 있을 경우		
Glucagon	저혈압이 해결될 때까지 5분마다 1mg IV 매 5분 간격으로 50μg/kg IV 후 5–15mg/min 점적 주사	

* 역자 주: 현재 국내 유통 중인 Epinephrine은 1mL Ample에 1mg이 포함된 형태이며, 이를 1:1,000 희석용액이라 한다.
1:100,000 희석용액은 1:1,000 희석용액 0.1mL에 9.9mL의 생리식염을 섞어 만든다.
이 1:100,000 희석용액은 1mL에 10μg의 Epinephrine을 포함한다.

이러한 반응에 대한 적응증은 다음과 같다.

- 안절부절, 불안
- 혈압 하강, 서맥, 기면
- 후두연축 등 호흡 장애

국소 합병증은 일반적으로 양손가락 기법을 사용하면 피할 수 있다(17페이지 그림 1-6b 참조).

알레르기 및 독성 반응은 적절한 기법을 적용한다고 해도 항상 피할 수 있는 것은 아니다. 국소마취제는 이러한 약제에 과민성 기왕력이 있을 경우에 투여해서는 안 된다. 더욱이 금기증을 고려해야 한다.

일반적인 금기증은 다음과 같다.

- 혈액응고 장애
- 국소마취제에 대한 알레르기 반응
- 중증 심장 전도 장애
- 주사 부위 및 그 근처의 감염

첫 증상이 나타날 때 의사가 적절히 반응하면 심각한 결과를 방지할 수 있다(표 1-6). 환자의 체위를 적절히 잡고 산소 공급(4L/분)을 실시한 후, 표 1-4, 표 1-5에 따라 적절히 치료한다.

표 1-6. 알레르기 반응: 중증도, 증상과 치료

중증도	증상	즉시 조치
0	국소 피부 반응	없음
I	피부 반응(홍조, 두드러기, 피진, 비염, 결막염)	국소마취제 추가 주사 중단, H_1/H_2-수용체 길항제
II	혈압 하락, 빈맥, 부정맥, 구역, 구토, 소화관 연축	국소마취제 추가 주사 중단, 코르티코스테로이드, H_1/H_2-수용체 길항제, 항이뇨제 치료, 수액 공급
III	쇼크, 기관지연축, 후두 부종, 혈관 부종	국소마취제 추가 주사 중단, epinephrine 피하주사, IV, 정량분무 흡입제, 코르티코스테로이드, 수액 공급
IV	순환/호흡 정지	국소마취제 추가 주사 중단, 심폐소생술

제2장

머리
Head

■ 복합 통증

측두/두정통(Temporal/Parietal Headache)

적응증

- 측두통(노란색이 통증의 방사 부위에 해당한다)
- 두정통(노란색과 파란색이 통증의 방사 부위에 해당한다)

감별진단

- 측두통(노란색 통증 부위)
  하악관절과 귀의 장애, 아울러 폐의 기저부, 심장과 심장막에 기인한 연관통
- 두정통(노란색 및 파란색 통증 부위)
  고혈압과 저혈압으로 인한 두통, 아울러 위의 유문(pylorus)과 장의 장애에 기인한 연관통

재료

- 국소마취제: 2~3mL
- 바늘: 27G×20mm

기법

- 측두동맥을 촉진하고 촉진하는 손가락으로 가린다. 바늘을 이 동맥의 앞쪽과 뒤쪽에서 측두근에 삽입한다.
- 안와상으로 눈 위 뼈의 중앙에 있는 절흔을 촉진하고 바늘을 뼈에 닿을 때까지 두측으로 각도를 주어 삽입한다.

위험

- 촉진하는 손가락으로 동맥을 가리지 않을 경우에 측두동맥과 안와상동맥의 손상 위험이 있다(주사에 앞서 흡인을 해서 손상을 피한다).
- 마취제를 측두 전방부에 주사할 때 두개골의 전외측부에서 전기 반응이 있으면, 바늘을 약간 더 복측으로 삽입하여 측두두정신경의 손상을 피한다.

병행 치료

- 필요시 측두하악관절의 수기 관절가동
- 측두근 이완과 이완 치료로 보완

비고

환자에게 밤에 이를 가는지, 입이 잘 벌어지는지 및/혹은 씹을 때 전기 통증(galvanic pain)이 있는지 문진한다(필요시 치과교정용 마우스가드 [구강보호장치] 사용).

치료 효과: +++
주사치료 빈도: 주 2~3회
수기 관절가동, 등척성후 이완, 치과교정

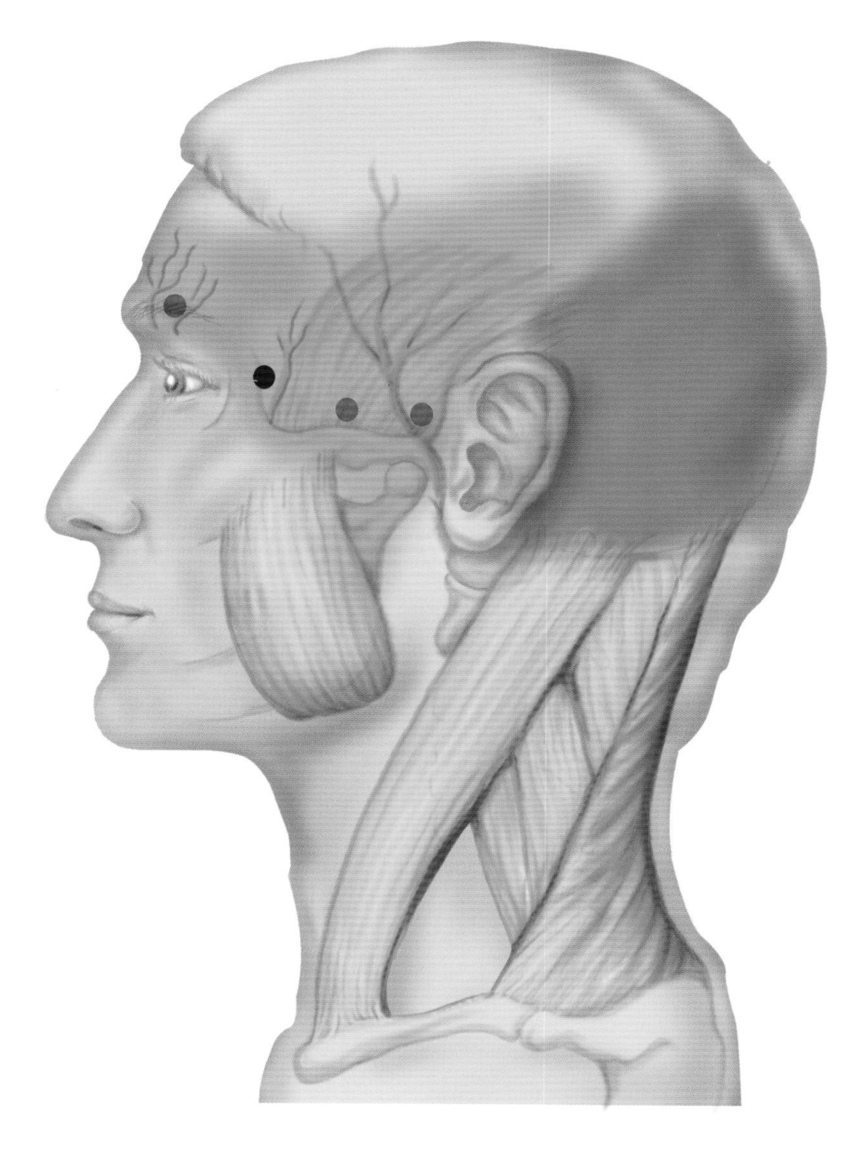

Primarily indicated injection points 주적응 주사점

Complementary point 보완 주사점

Area of pain distribution 통증 분포 부위

후두두정통(Occipitoparietal Headache)

적응증

- 후두두정통(파란색이 통증 부위에 해당한다)

감별진단

- 두개척추관절의 장애, 경추 부위의 장애, 코와 상악동과 인두 편도의 장애
- 간, 장, 난소와 고환에 기인한 연관통

재료

- 국소마취제: 3mL
- 바늘: 27G×20mm

기법

- 흉쇄유돌근의 원위 정지부 및 촉진되는 유양돌기의 융기 위치를 확인한다. 귀의 후방 바닥 뒤로 1손가락 너비 이내에서 바늘을 뼈에 닿을 때까지 수직으로 삽입한다. 두 번째 주사는 후두 쪽으로 2손가락 너비에 위치하고 목의 근육들이 정지하는 곳(머리선 바로 위)에서 한다.
- 보완 주사 부위들은 흉쇄유돌근의 미측(caudal) 부착부인 쇄골의 끝부분과 흉골의 상연 사이 및 그들 부착부에 위치한다.

위험

- 귀에서 후두 쪽으로 떨어진 주사점은 후두정맥 및 동맥의 주행경로와 가깝다. 사전 흡인을 통해 동맥내 주사를 피한다.
- 흉쇄유돌근의 원위 부착부에 대한 주사인 경우에 바늘은 거의 1cm 깊이로 삽입된다. 경정맥 또는 경횡정맥의 손상을 제때 인식하고 과도하게 깊은 주사를 방지하기 위해서는 흡인이 필수적이다.

병행 치료

- 글리슨 경추 견인(Glisson traction)과 같은 견인 치료 그리고 수기 관절가동 기법으로 보완
- 지압술
- 경피전기신경자극(TENS) 치료
- 카이로프랙틱 치료

비고

- 아침에 일으키는 중증 후두두정통은 잘못된 수면 자세를 시사한다.
- 엎드려 자는 수면 자세는 피해야 한다. 필요시 특수 목 쿠션을 사용해본다.

치료 효과: ++
주사치료 빈도: 주 2회, 최대 3주
운동치료, 수기 관절가동, 침술/지압술, 경피전기신경자극, 카이로프랙틱 치료, 정형 기술

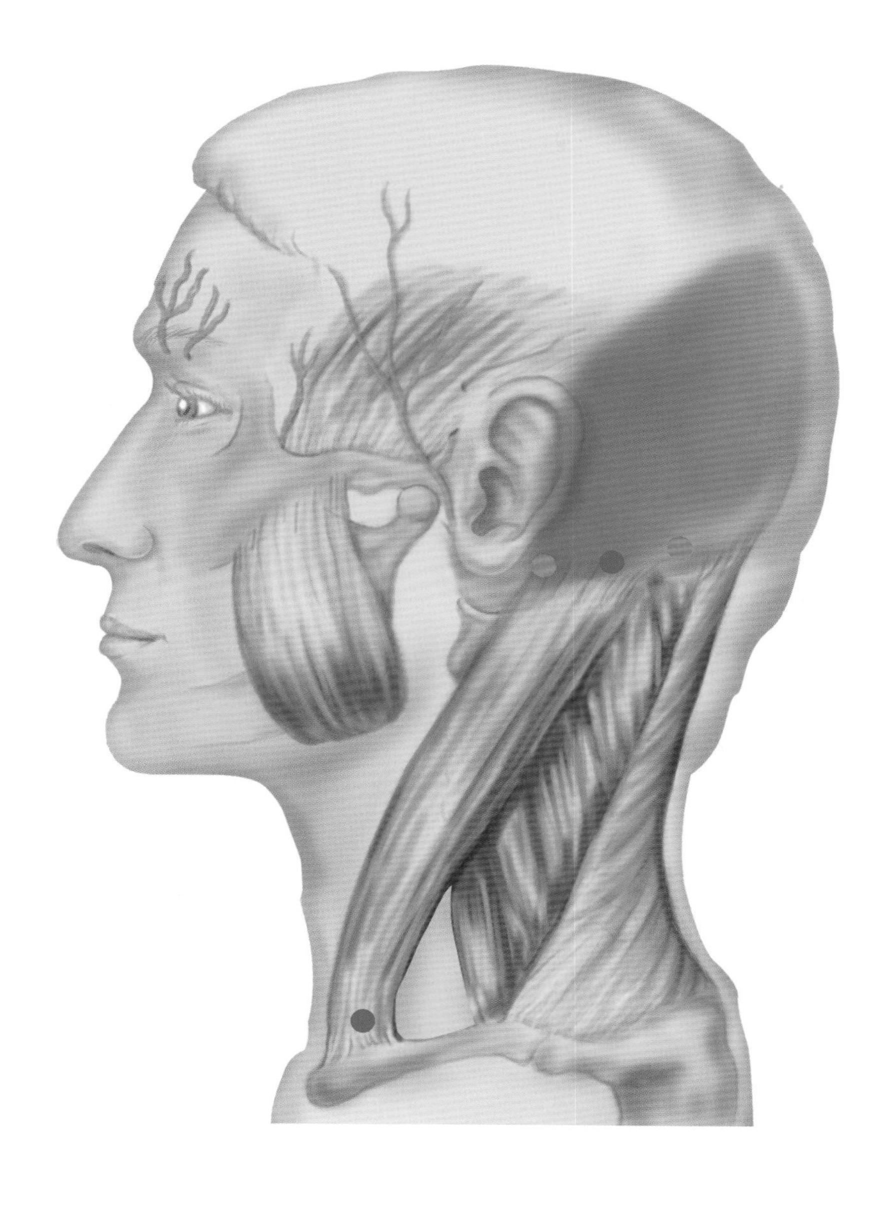

Primarily indicated injection points 주적응 주사점

Complementary point 보완 주사점

두정 차단(Parietal Block)

적응증
- 만성 두정통
- 박동성 측두통
- 귀 질환에 동반한 통증
- 긴장성 두통
- 호르몬에 의해 유발된 두통
- 외상후 두통

감별진단
- 하악관절, 위턱과 아래턱 및 부비동과 전두동의 장애, 관골궁 관련 장애, 두피의 염증성 변화

재료
- 국소마취제: 4~5mL
- 바늘: 27G×20mm

기법
- 별개의 주사 부위 2곳에서 두정 차단을 시행하도록 권장한다. 첫 번째 주사 부위는 안와상부(supraorbital)에서 1cm 정도 못 미치는 곳에 손가락을 대고 주의해서 귀의 상연 쪽으로 움직여 위치를 확인하는데, 그러면 손가락이 얕은 오목으로 밀릴 것이다. 이 부위에서 바늘을 귀의 전상연 쪽으로 삽입한다. 동시에 다른 손으로 피부를 이마 쪽으로 팽팽하게 한다. 그런 다음 바늘을 두개골과 평행하게 거의 귀의 전연까지 전진시킨다. 바늘을 후퇴시키면서 간격을 두어 국소마취제를 주사한다.
- 두 번째 주사는 귀의 후방 바닥 뒤로 약 3cm 떨어진 곳에서 한다. 외측 후두의 상연에서 바늘을 귀 쪽으로 삽입한다. 거기서부터 바늘을 거의 귀의 후방 바닥에 이를 때까지 전진시킨다. 바늘을 후퇴시키면서 간격을 두어 국소마취제를 주사한다.

위험
- 앞쪽 주사 부위 부분에서 천측두동맥의 전두동맥궁이 손상될 수도 있다. 다행히도 이 동맥의 박동은 쉽게 촉진된다. 주사에 앞서 흡인을 하면 우연한 혈관내 투여를 피할 수 있다.
- 귀 뒤에서 주사할 때에는 귓바퀴의 손상을 피해야 한다.

병행 치료
- 귀 질환에서는 경혈점 이문(耳門, TE21)에 쿼들(quaddle, 13페이지 참조)을 만들어야 할 수도 있다.
- 편두통에서는 안와상신경이 나가는 부위에서 추가 주사를 실시해야 할 수도 있다.
- 긴장성 두통에서는 자율훈련법(autogenic training), 바이오피드백 치료, 제이콥슨 기법(Jacobson technique)과 같은 근육이완 기법, 지압술, 그리고 발반사요법이 권장된다.
- 필요시 투약을 통한 전신 근긴장이완(myotonolysis)

치료 효과: ++(+)
주사치료 빈도: 주 2회, 최대 4주
침술/지압술, 투약, 자율훈련법, 바이오피드백 치료, 근육이완 기법

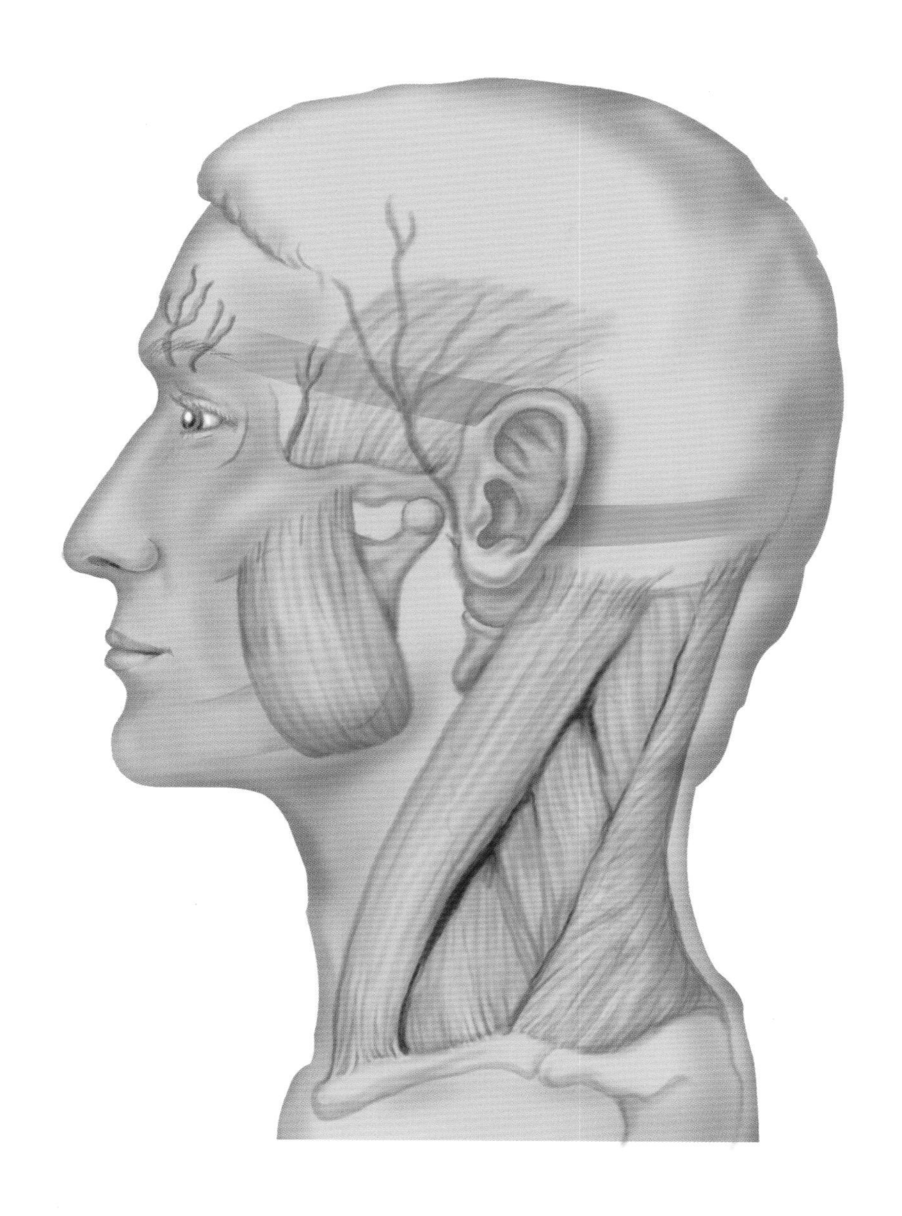

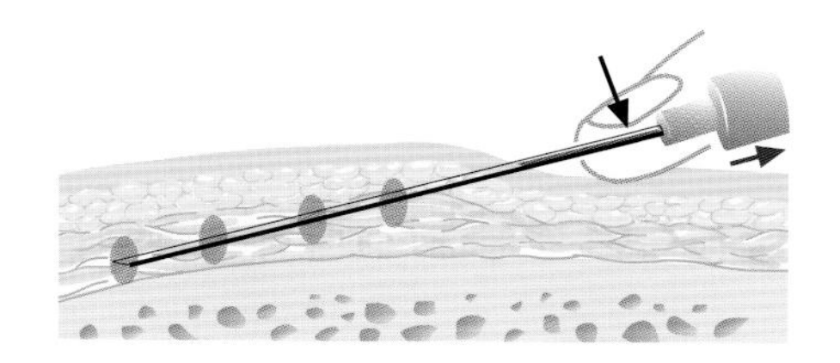

후두통(Occipital Headache)

적응증

- 후두통, 긴장성 두통, 이마 및 눈 부위 관련 두통, 후두천골 통증(occipitosacral pain) 양상
- 췌장 장애에 대한 원위부 치료

재료

- 국소마취제: 편측 3mL, 양측 6mL
- 바늘: 27G×20mm

기법

- 머리를 중립 자세로 둔 채, 처음으로 촉진되는 극돌기에서 상방으로 3cm 그리고 외측으로 3cm 떨어진 곳에 주사를 한다. 이 부위는 대개 압력에 민감하다. 바늘을 수직으로 삽입하고 뼈에 닿을 때까지 전진시킨다.
- 두 번째 주사는 첫 번째 주사로부터 외측 및 미측으로 1.5cm 떨어진 곳에서 1.5~2cm 깊이로 하며, 거기서 국소마취제를 내측 및 외측으로 부채꼴 형태로 투여한다.
- 세 번째 주사는 처음으로 촉진되는 극돌기의 상방으로 정중선 약간 옆에서 1.5~2cm 깊이로 한다. 마지막 주사는 귀의 상방 바닥에서 뒤쪽으로 3cm 떨어진 곳에서 피하로 한다. 바늘을 3~4mm로만 삽입한다.

위험

- 과도하게 긴 캐뉼라를 사용하면 척추관으로 삽입되어 대수조(cistern magna)로 주사가 될 수도 있다.
- 환추후두막(atlantooccipital membrane)으로 주사되어 심한 통증을 동반한 후유증이 일어날 수도 있다. 이러한 경우에는 주사 중에 매우 강한 저항을 느낄 수 있으며 바늘을 몇 밀리미터 후퇴시켜야 한다.
- 환자에게 대후두신경이 마취되면 두피 뒤쪽의 무감각이 유발될 수 있다고 설명해야 한다.
- 사전 흡인을 통해 후두동맥으로의 우연한 주사를 피한다.

병행 치료

- 목 신근에 대한 등척성후 이완 치료
- 수기치료 또는 글리슨 견인(Glisson traction)을 통한 경추 신전
- 주로 아침에 일으키는 두통에서 목 쿠션의 처방
- 후두하 부위에 대한 경피전기신경자극(TENS) 치료
- 이완 기법
- 바이오피드백 치료
- 필요시 물리치료, 카이로프랙틱 치료

치료 효과: +++
주사치료 빈도: 주 2~3회, 최대 3개월
등척성후 이완, 수기 관절가동, 물리치료, 바이오피드백 치료, 심리정신 보조치료, 카이로프랙틱 치료

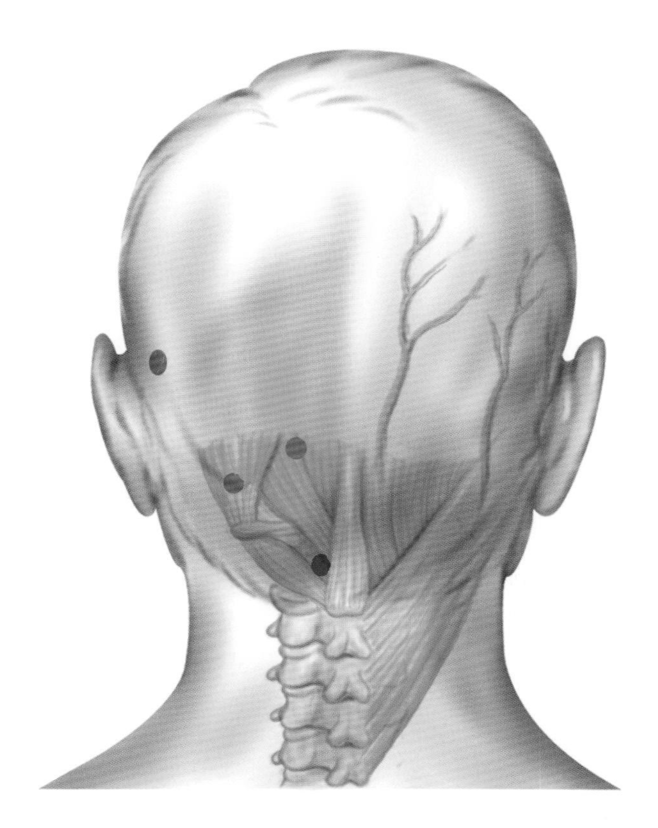

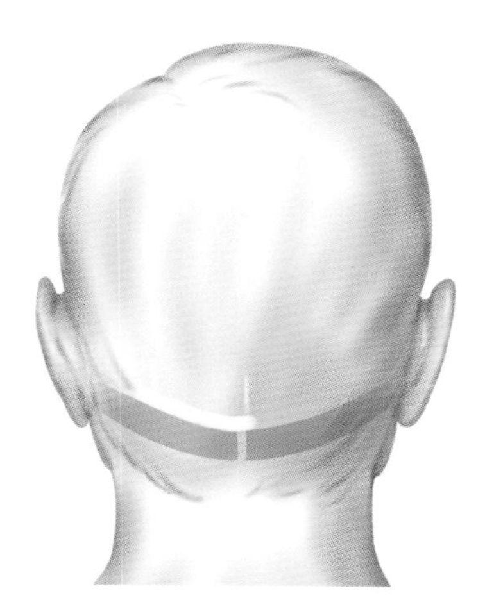

Primarily indicated injection points 주적응 주사점

Area of pain distribution 통증 분포 부위

귀 부위의 통증(Pain in the Region of the Ear)

적응증

- 귀원인성 현기증과 이명의 경우에 보조치료, 만성적으로 재발하는 이염으로 인한 방사통, 기타 부위, 특히 흉쇄유돌근과 연관된 장애

감별진단

- 하악관절의 장애와 교합 이상
- C3 또는 C7 분절에서 투사되는 척추성 통증

재료

- 국소마취제: 2~3mL
- 바늘: 27G×20mm

기법

- 귀 뒤쪽의 주사 부위들은 유양돌기 바로 위에 위치한다. 귀 앞쪽의 주사 부위들은 뒤쪽 부위에서 상방으로 1.5~2손가락 너비 떨어져 눈썹과 이주(귀구슬) 사이를 잇는 가상선상에 위치한다. 바늘을 수직으로 삽입하고 뼈에 닿을 때까지 전진시킨다. 그런 다음 바늘을 1~2mm 후퇴시키고 국소마취제를 0.5mL 주사한다.
- 귀 앞쪽의 이주(tragus) 높이에서 경혈점 SI19(청궁[(聽宮])에 해당하는 작은 오목이 있다. 여기서 바늘을 수직으로 0.5mm 삽입하고 국소마취제를 0.5mL 주사한다.
- 귓바퀴의 상연에서 안와 쪽으로 1cm 간격을 두고 3곳의 주사점이 위치한다. 이 주사점 아래는 측두근(temporalis)이 통과한다. 바늘을 수직으로 1cm 삽입하고 국소마취제를 0.5mL 주사한다.

위험

- 이주의 앞쪽으로 경혈점 SI19에 해당하는 주사 부위에서 바늘을 과도하게 전진시키면, 안면신경이 마취될 수도 있다.
- 주사 중에 측두동맥이 손상되면 측두근 부위에서 큰 혈종이 형성될 수도 있으므로, 주사에 앞서 흡인이 필수적이다.

병행 치료

- 특히 귀 주위의 부종성 조직 변화에서 칸타리스 고약(cantharis plaster) 치료가 권장된다.
- 만성 이염에서 주사치료는 보조치료일 뿐이고 내이 염증성 질환의 치료를 대체할 수 없다.
- 이명에서 흉쇄유돌근의 정지부에 대한 냉동 마찰 마사지(cryogenic friction massage) 보조치료와 카이로프랙틱 치료는 성공적인 것으로 입증됐다.
- 만성 염증성 귀 질환에서 라이소자임(lysozyme, 용균효소)과 브로멜라인(bromelain)을 포함한 효소 보조치료가 이용된다.

치료 효과: ++
주사치료 빈도: 주 2회, 최대 3주
투약, 마찰마사지, 카이로프랙틱 치료

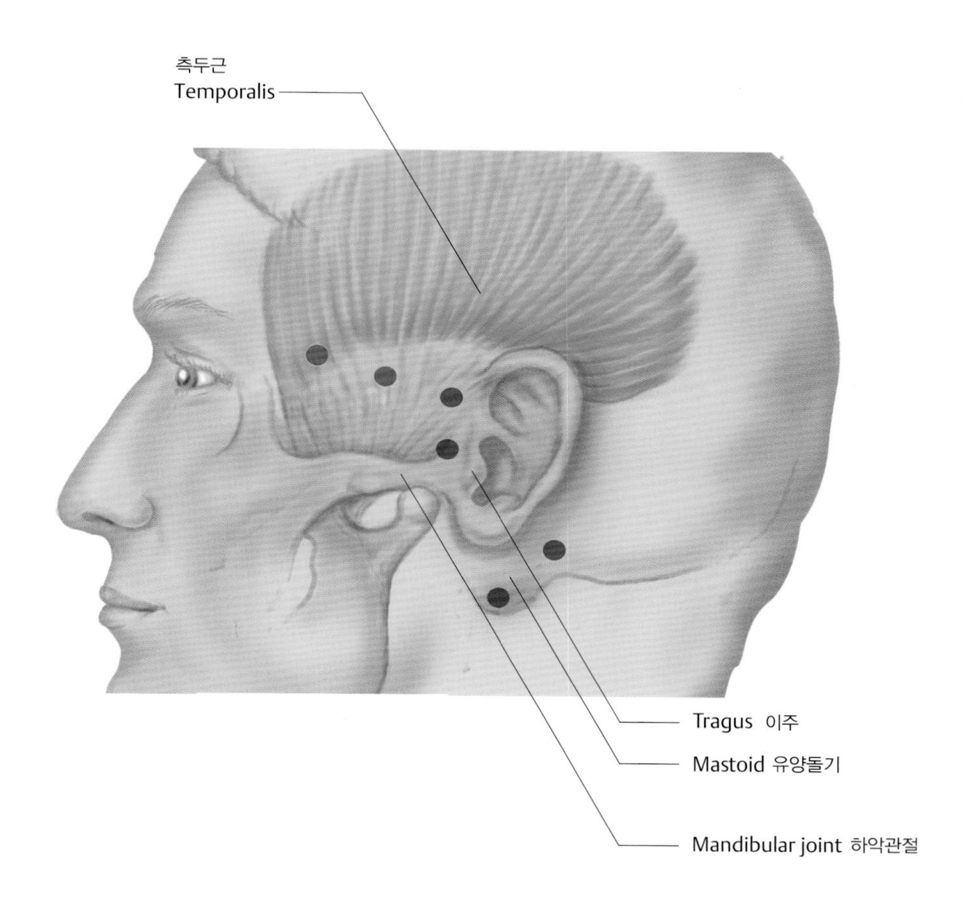

Primarily indicated injection points 주적응 주사점

Area of pain distribution 통증 분포 부위

■ 근육, 건과 인대를 통한 치료

측두근(Temporalis)

적응증

- 두정통과 귀 쪽으로 방사되는 통증
- 치아의 통각과민 등 윗니 부위의 만성 통증

감별진단

- 안구후부(retrobulbar) 질환
- 두개내 장애
- 혈관운동성 및 긴장성 두통
- 저작계(masticatory system)의 기능장애

재료

- 국소마취제: 3mL
- 바늘: 27G×20mm

기법

- 주사 부위들은 귓바퀴의 상연과 눈썹 사이를 잇는 가상선상에 위치한다. 바늘을 수직으로 0.5~1cm 삽입하고 각각의 부위에서 국소마취제를 0.5~1mL 주사한다.
- 혹은 바늘을 외측 눈썹의 상연에서 귓바퀴의 상연 쪽으로 누여 삽입한다. 바늘을 후퇴시키면서 국소마취제를 간격을 두어 주사한다(28페이지 두정 차단 주사 참조).

위험

- 측두정맥 및 동맥의 손상
- 눈 쪽으로 뻗어가는 두정 부위의 천층 마취를 포함해 측두신경의 마취

병행 치료

- 특히 측두근의 과다긴장 장애인 경우에 지압술이 권장된다.
- 적절한 장비를 사용한다면, 바이오피드백 치료도 매우 효과적이다.

치료 효과: ++
주사치료 빈도: 주 1~2회, 최대 6주
침술/지압술, 바이오피드백 치료

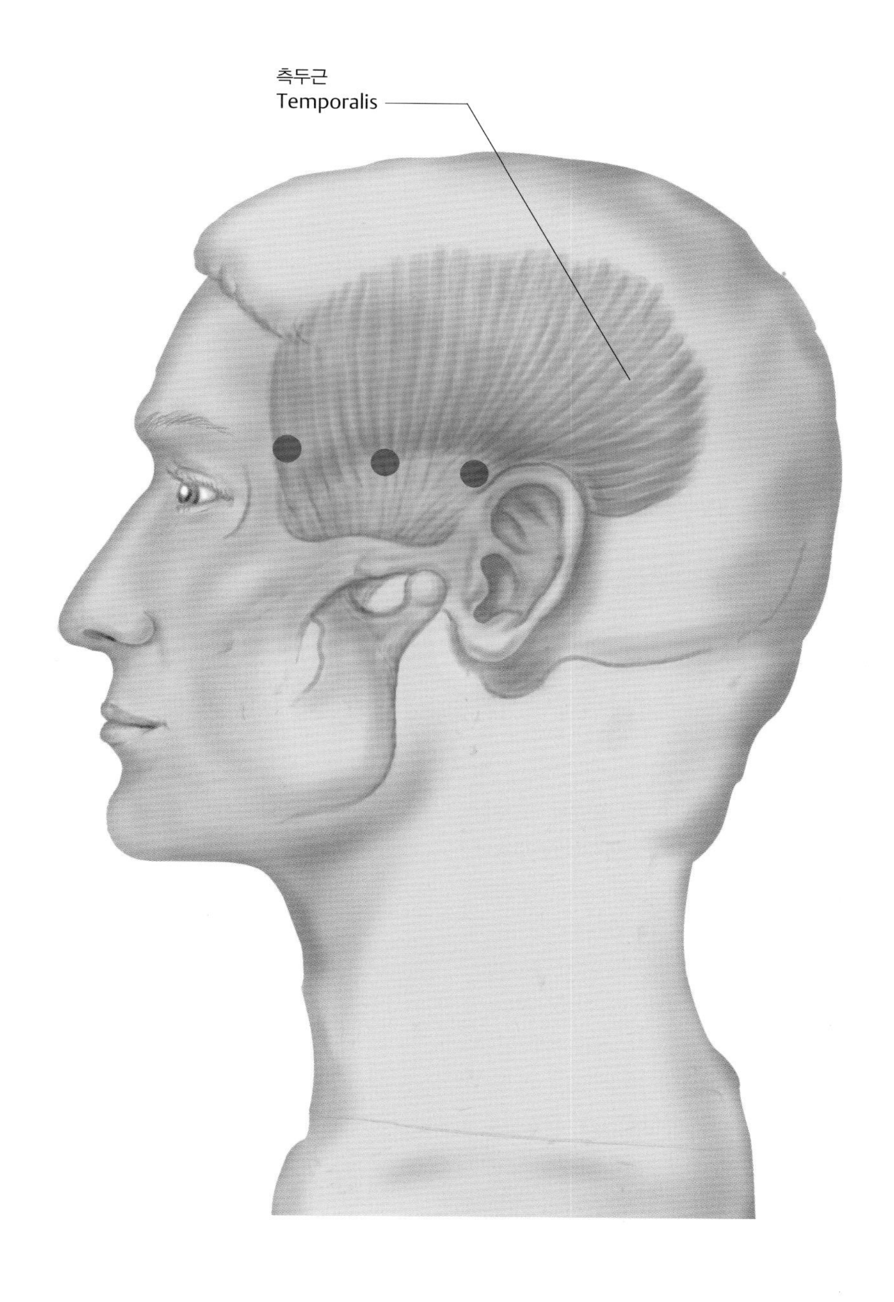

Primarily indicated injection points 주적응 주사점

Area of pain distribution 통증 분포 부위

교근과 하악관절 (Masseter and Mandibular Joint)

적응증

- 특히 교근에서 기원하고 아래턱과 하악골각으로 방사되는 통증이 있다. 아랫니 부위와 아울러 위턱의 송곳니 부위에서 과민 반응이 초래된다.
- 간혹 통증이 얼굴의 중앙 코 쪽으로 방사된다.
- 하악관절의 장애는 저작 중 통증과 이에 동반하는 관절 위의 압력 민감도가 특징이다.

재료

- 국소마취제: 교근에 1~2mL, 하악관절에 1mL
- 바늘: 27G×20mm

기법

- 하악관절은 귀의 앞쪽 이주 높이에서 촉진된다. 이 관절은 환자가 입을 벌리고 오므리는 동안 정확하게 촉진할 수 있다. 바늘을 수직으로 0.5~1cm 삽입한다.
- 근위 2곳의 삽입 부위는 하악관절 근처에 있는데, 환자가 이를 악무는 동안 교근의 근복 높이에서 발견된다. 삽입의 깊이는 1cm이다. 각각의 부위에서 국소마취제를 0.5mL 주사한다.
- 원위 2곳의 주사 부위는 관골 근처 관골궁(zygomatic arch)을 따라 위치한다. 귀에 가까운 부위는 이주에서 앞쪽으로 꼭 3손가락 너비 떨어진 관골궁의 하연에 위치한다. 코에 가까운 부위는 관골궁을 따라 촉진해 위치를 확인한다. 관골궁의 말단부에서 손가락이 약간 오목한 곳으로 내려가는데, 여기가 삽입 부위이다. 바늘을 수직으로 0.5cm 삽입한다.

위험

- 하악관절 부위에 대한 주사와 관골궁의 하연에서 교근에 대한 주사에서 바늘을 과도하게 전진시키면, 상악동맥을 손상시킬 수 있다. 상악동맥의 주행에는 상당한 변이가 있으므로, 주사에 앞서 흡인이 필수적이다.

병행 치료

- 교근의 등척성후 이완 치료와 아울러 하악관절의 가동 치료, 특히 하악골 위 수기치료
- 교합 이상에서 치과교정 동시 치료
- 환자가 밤에 계속 이를 갈면, 교근의 긴장을 완화하기 위해 밤에 마우스가드가 필요할 수도 있다.

치료 효과: +++
주사치료 빈도: 주 2회, 최대 4주
등척성후 이완, 정형 기술, 수기 관절가동

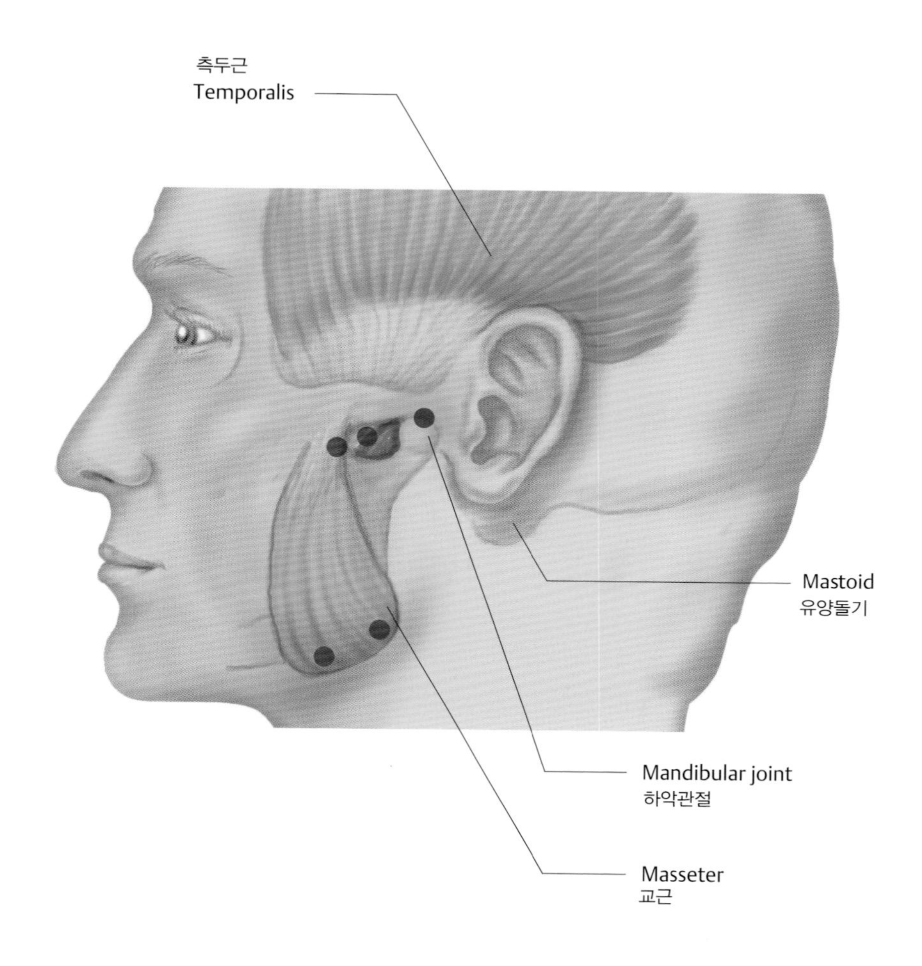

Primarily indicated injection points 주적응 주사점

Area of pain distribution 통증 분포 부위

■ 신경을 통한 치료

안와상신경(Supraorbital Nerve)

적응증

- 전두동의 만성 장애와 편측 전두통

감별진단

- 녹내장
- 안구후 질환. 주의: 종양

재료

- 국소마취제: 0.5mL
- 바늘: 27G×20mm

기법

- 안와 중앙에서 손가락을 코 쪽으로 움직이면서 안와의 상연을 촉진한다. 안와상 절흔이 촉진되면 거기가 삽입 부위이다. 바늘을 두측으로 45도 각도를 주어 삽입하고 뼈에 닿을 때까지 전진시킨다. 바늘을 약 1~2mm 후퇴시킨 후, 국소마취제를 0.5mL 주사한다.

위험

- 안와상동맥으로 동맥내 주사가 될 수도 있으므로, 주사에 앞서 흡인이 필수적이다.

병행 치료

- 추가 주사 또는 방광경(膀胱經: 특히 찬죽[攢竹, BL2]과 낙각[絡却, BL8])을 따른 침술과 아울러 위경(胃經: 두유[頭維, ST8])에 대한 침술
- 이마와 측두에 박하유를 넓게 도포하면 좋은 결과를 얻게 된다.

치료 효과: ++
주사치료 빈도: 주 1회, 최대 8주
침술/지압술, 투약

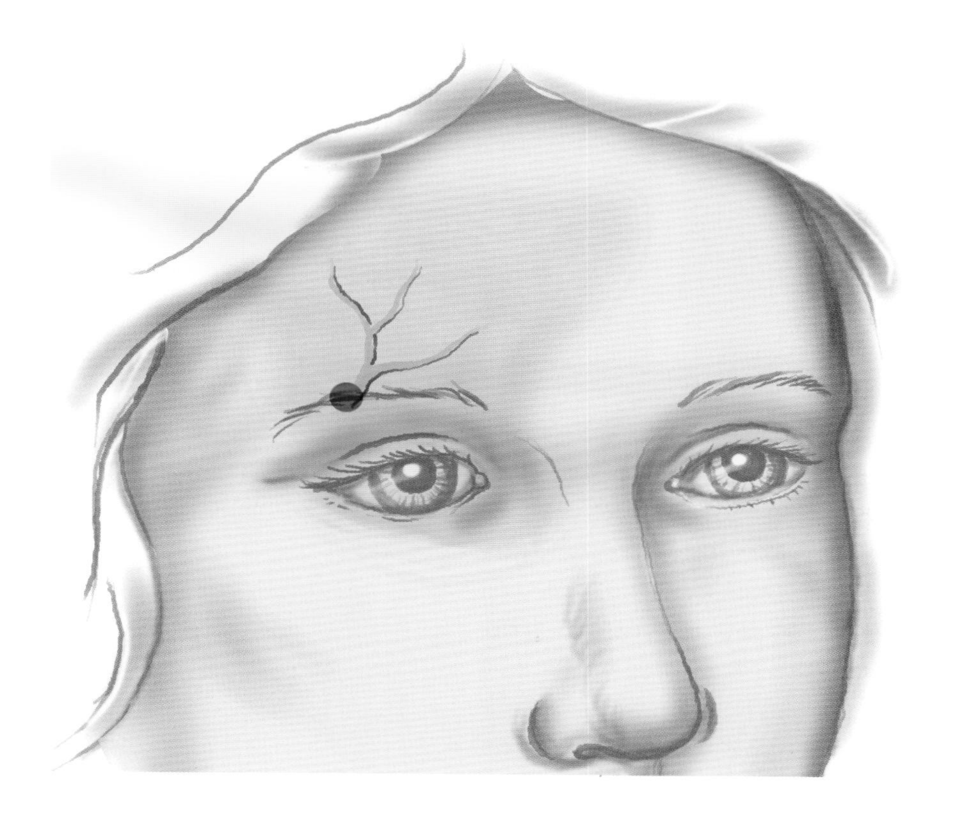

Primarily indicated injection points 주적응 주사점

Area of pain distribution 통증 분포 부위

안와하신경(Infraorbital Nerve)

적응증

- 얼굴의 중심부에서 삼차신경의 제2분지(상악신경) 근처 통증, 아울러 부비동과 상악동의 만성 장애

감별진단

- 상악 부위의 만성 화농성 염증, 이는 치과 검진을 요한다.

재료

- 국소마취제: 0.5mL
- 바늘: 27G×20mm

기법

- 이 장애에서는 여러 기법을 적용할 수 있으며, 일부는 경구적이고 다른 일부는 경피적이다. 신경이 뼈에서 나가는 지점 근처에 삽입하는 것이 가장 간단하면서 치료적으로 가장 효과적인 기법의 하나인 것으로 입증됐다.
- 촉진하는 손가락으로 안와 하연의 중앙 위치를 확인한다. 거기로부터 삽입 부위는 미측으로 1cm, 내측으로 1cm 떨어진 곳에 위치한다. 바늘을 코 방향으로 각도를 주어 삽입하고 1~1.5cm 전진시킨다.

위험

- 안와하동맥으로 동맥내 주사가 될 수도 있으므로, 주사에 앞서 흡인이 필수적이다.
- 안면정맥으로 정맥내 주사 위험도 사전 흡인을 통해 피해야 한다.

병행 치료

- 필요시 이비인후과 의사의 병행 치료
- 부비동의 염증인 경우에 항염 흡입 치료
- 냉동 마사지

치료 효과: ++
주사치료 빈도: 주 1회, 최대 8주
이비인후과 치료, 마사지, 투약

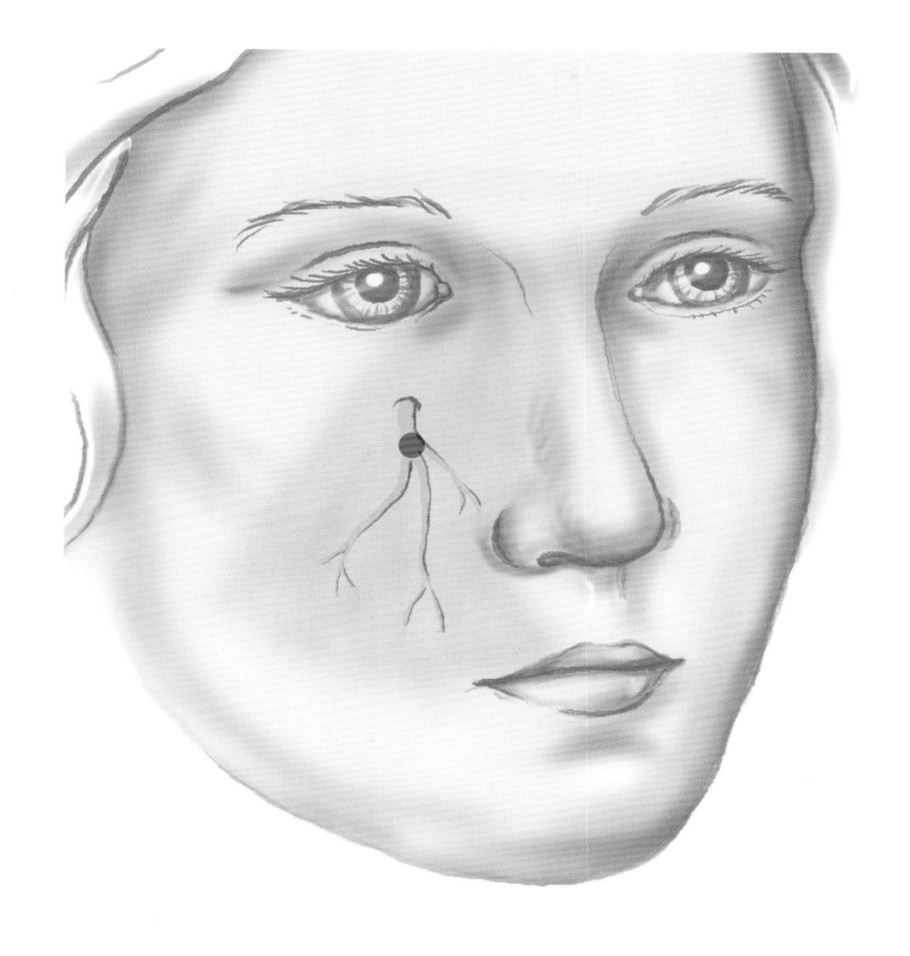

Primarily indicated injection points 주적응 주사점

Area of pain distribution 통증 분포 부위

피부를 통한 치료

'가시 면류관(Crown of Thorns)'

적응증

- 원인불명의 만성 두통, 아울러 긴장성 두통
- 자율 기능장애인 경우에 보조치료, 뇌 순환장애, 뇌진탕 후 통증

재료

- 국소마취제: 3mL
- 바늘: 27G×20mm

기법

- 최대의 머리 둘레 라인을 따라 3cm 간격으로 주사를 하며, 매번 국소마취제를 0.5mL 주사한다. 주사액의 일부는 쿼들(quaddle)에 함유시키고 나머지는 바늘을 추가로 2~3mm 전진시킨 후 두피로 주사한다.

위험

- 없음

병행 치료

- 긴장성 두통에 관한 적응증에 따라, 제이콥슨 기법(Jacobson technique)에 따른 점진적 근육 이완과 바이오피드백 치료처럼 특수 이완 기법을 적용한다.
- 이마를 따라 그리고 두정 부위에 박하정유(essential peppermint oil)를 경피 투여한다.

치료 효과: ++
주사치료 빈도: 주 2~3회, 최대 6주
근육이완 기법, 바이오피드백 치료, 투약

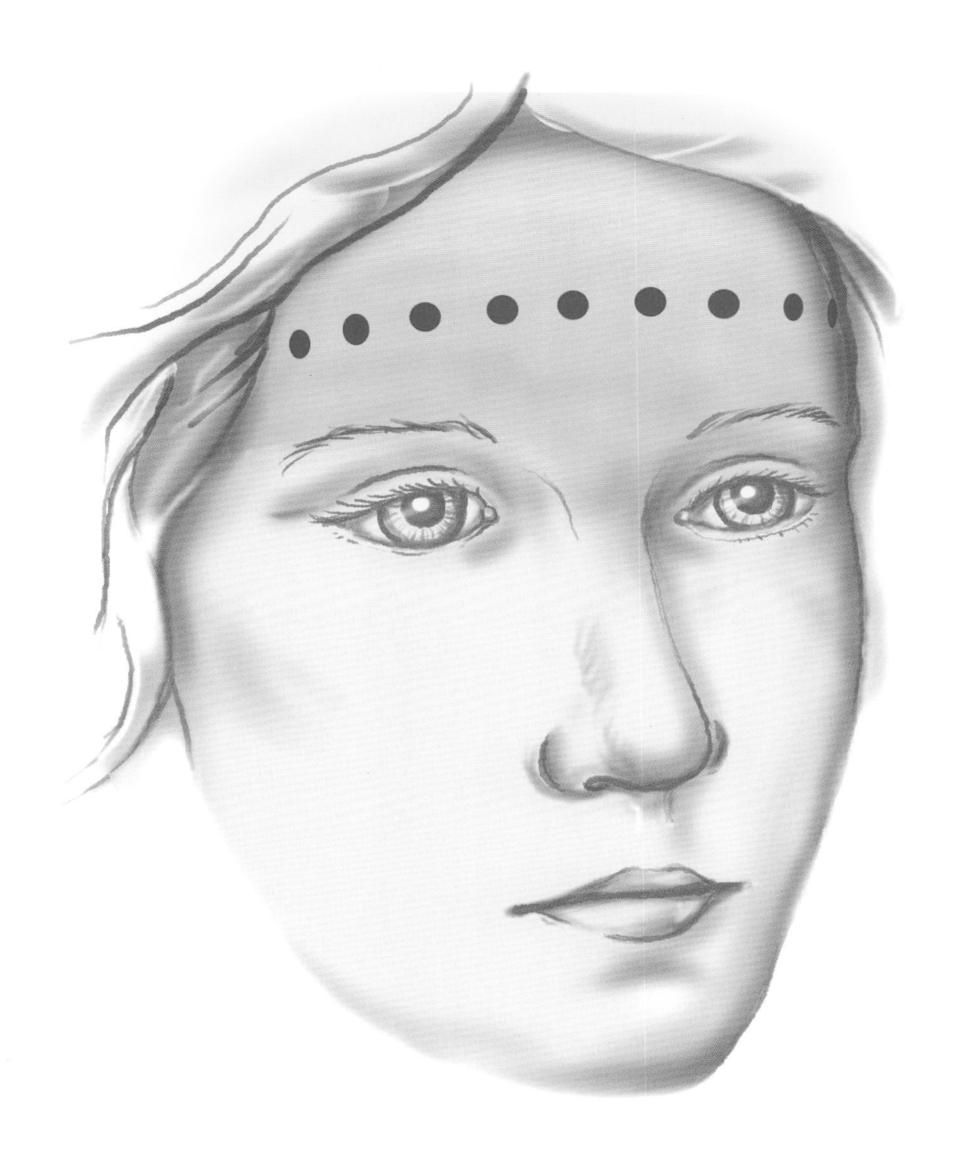

Primarily indicated injection points 주적응 주사점

Area of pain distribution 통증 분포 부위

제3장

경추
Cervical Spine

■ 복합 통증

비특이적 경부통(Nonspecific Neck Pain)

적응증

- 후방 경추 부위에 특정 부위의 최대 통증유발점이 없는 통증이 있으며, 특정 근육과 관련이 없고 흔히 피부의 통각과민을 동반한다.
- 목을 능동적으로 굴곡시킬 때 통증이 있으며, 저항에 대항해 증가한다.
- 수동적 굴곡으로 통증이 증가한다.

감별진단

- 경추 후관절의 관절증
- 심부 목 신근의 근육통
- 극간 신생관절증(interspinous neoarthrosis, 수동적 굴곡 시 통증이 없다)

재료

- 국소마취제: 10mL
- 바늘: 27G×20mm

기법

- 극돌기의 끝들을 표시한다. 각각의 주사 부위는 각각의 극돌기 끝 높이에서 정중선 우측 및 좌측으로 2cm 떨어진 곳에 위치한다. 바늘을 수직으로 삽입한다.
- 삽입의 깊이는 1~2cm이고 각각의 주사 부위에 국소마취제를 0.5mL 주사한다.

위험

- 없음

병행 치료

- 후방 목 근육의 스트레칭
- 글리슨 경추 견인(Glisson traction)
- 국소 온열치료
- 목 찜질
- 점진적 근육이완

치료 효과: +++
주사치료 빈도: 주 1~2회
수기 관절가동, 자율훈련법, 바이오피드백 치료, 카이로프랙틱 치료, 경피전기신경자극

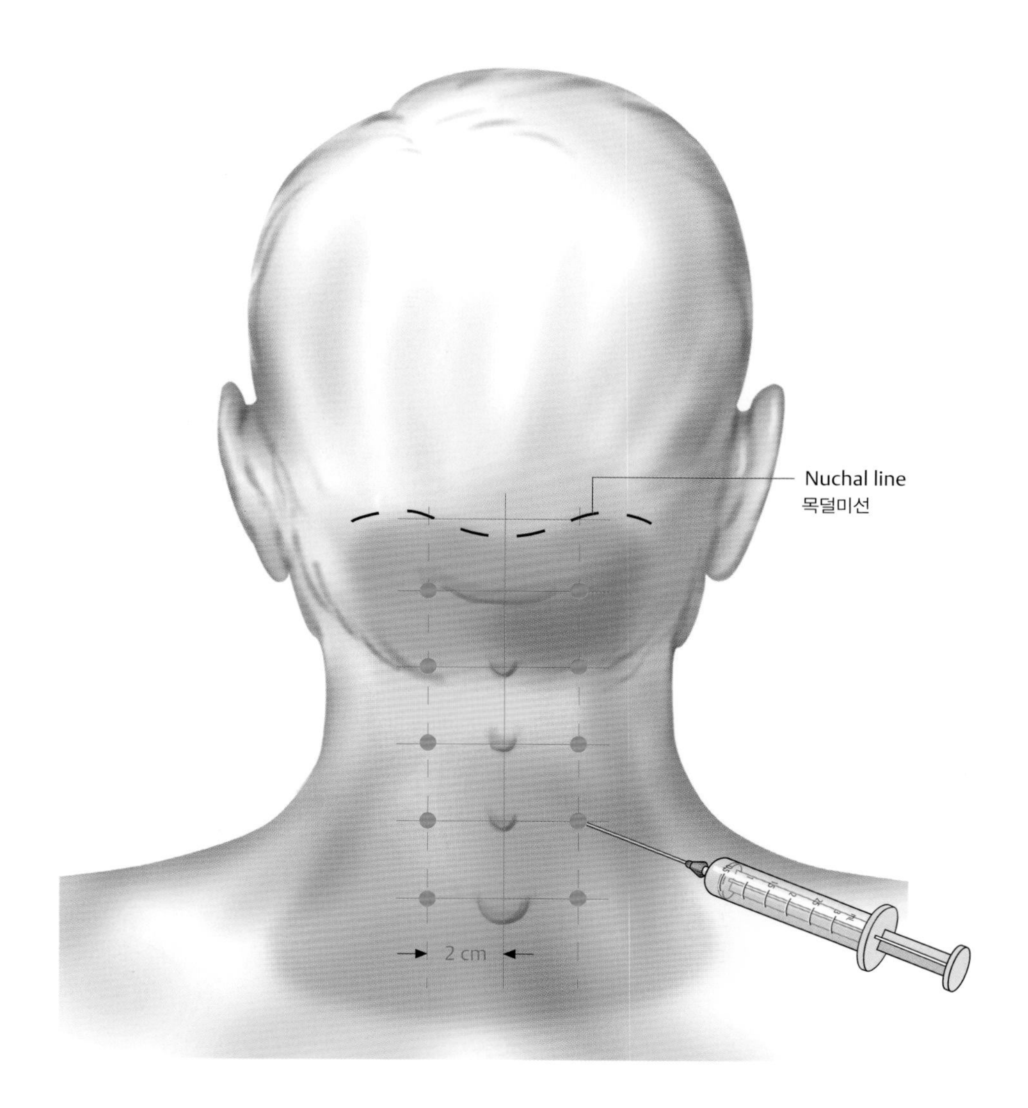
Nuchal line
목덜미선
2 cm

극간 신생관절증/극간근의 자극 (Interspinous Neoarthrosis/Irritation of the Interspinales)

적응증

- 목 후방에서 뚜렷한 분절 통증이 있으며, 목의 능동적 및 수동적 굴곡 시 통증이 증가하고 목의 신전 시에는 변화가 없다.

감별진단

- 심부 목 근육의 부착부에서 건증(tendinosis)
- 척추관절의 자극

재료

- 국소마취제: 2mL
- 바늘: 27G×20mm

기법

- 환자를 앉히고, 어깨를 이완시키며, 목을 숙여 경추를 벌린다. C7의 극돌기를 촉진하고, 거기서부터 통증 분절을 확인할 때까지 촉진해 올라간다. 소견을 확진하기 위해 목을 수동적으로 신전시키며, 이에 따라 특유의 통증이 나타나야 한다.
- 주사 부위는 촉진되는 극돌기 끝들 사이에 위치한다. 바늘을 20도 각도로 해서 두측으로 삽입한다. 삽입의 깊이는 1.5~2cm이다. 항인대를 뚫을 때 뚜렷한 저항이 느껴진다.

위험

- 항인대에 대한 주사는 흔히 심한 통증을 일으키므로, 저항이 심한 경우에는 주사를 중단한다.
- 바늘을 과도하게 전진시키면, 경막외 주사가 될 위험이 있다. 경추를 벌린 자세를 취하면 후궁사이의 공간이 넓어지므로, 더 긴 바늘을 사용해서는 안 된다.

병행 치료

- 경추의 수동적 견인
- 경추를 신전시키는 정형 보조기
- 전신 효과 비스테로이드성 항염제(NSAID)의 투여

치료 효과: ++
주사치료 빈도: 주 1회
수기 관절가동, 정형 기술, 투약, 자율훈련법

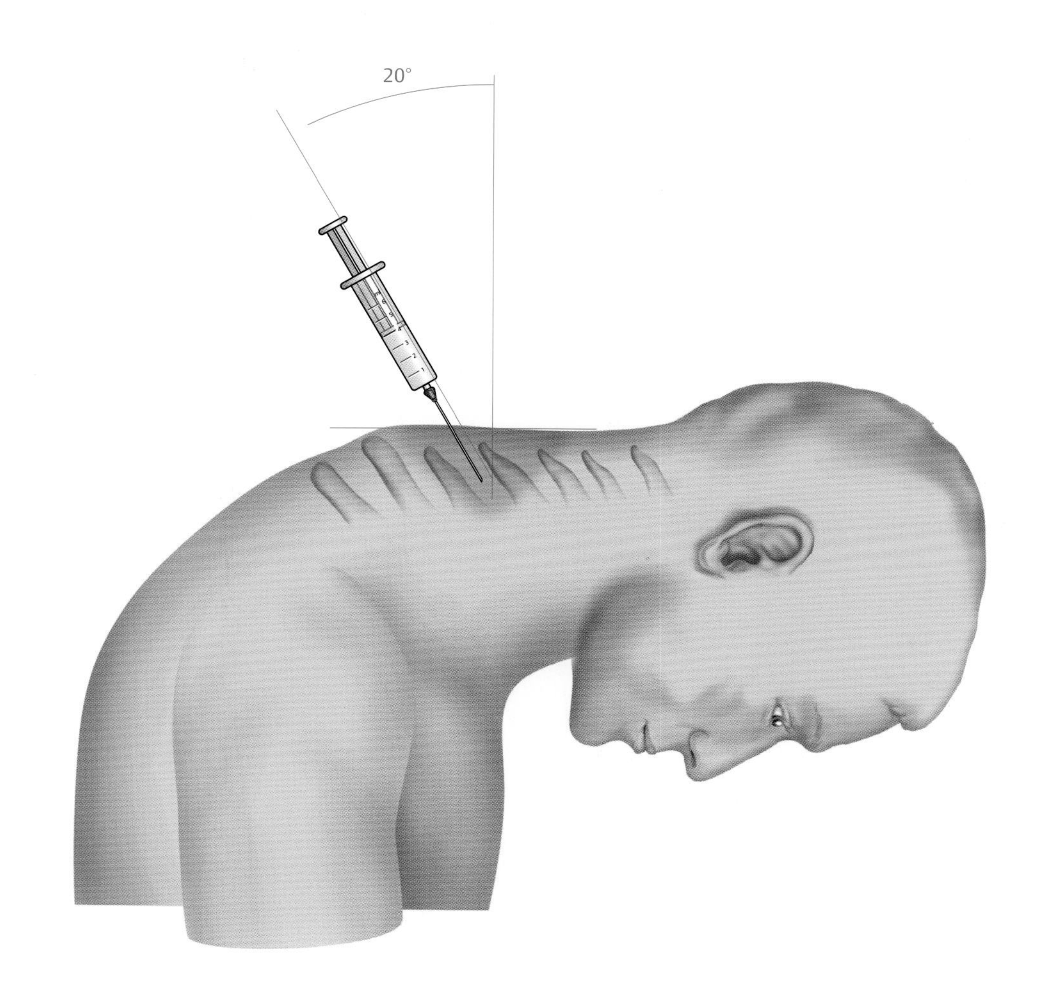
20°

■ 근육, 건과 인대를 통한 치료

견갑거근(Levator Scapulae)

적응증

- 어깨 후방에 자주 비특이적이고 둔탁한 통증이 있으며, 환자가 정확한 위치를 확인해줄 수 없다.
- 내측 견갑골의 끝에 있는 근육의 상연 부위에서 특유의 통증유발점이 있으며, 흔히 승모근의 상연을 가로질러 방사된다.

감별진단

- C5/C6 분절에서 후관절 자극
- 견갑상 절흔 부위에서 횡견갑인대에 의한 압박을 동반한 견갑상신경의 자극
- T3 레벨에서 늑추관절(costovertebral joint, 늑골척추 관절) 차단

재료

- 국소마취제: 3mL
- 바늘: 27G×20mm

기법

- 내측 견갑골의 끝 위치를 확인하는데, 이 부위는 대개 압력에 매우 민감하다. 가장 중요한 주사점은 이 통증 부위의 중심에 있다. 추가로 2곳의 주사 부위는 두내측 방향으로 향하는 횡선에 각각 3cm 간격으로 위치한다.
- 각각의 부위에 바늘을 2cm 깊이로 삽입하고 국소마취제를 1mL 주사한다.

위험

- 없음

병행 치료

- 견갑거근의 부착부에서 냉동 마찰마사지
- 견갑거근의 주행을 따라 습열과 같은 국소 치료
- 견흉관절 활주면의 활주 관절가동을 적용한 수기 치료
- 행동요법(흔한 원인: 정신적 스트레스 증후군과 불안, 환자들은 어깨를 귀까지 당겨 올린다)
- 의학적 운동치료

치료 효과: +++
주사치료 빈도: 주 2회, 최대 6주
수기 관절가동, 물리치료, 심리정신 보조치료, 의학적 운동치료

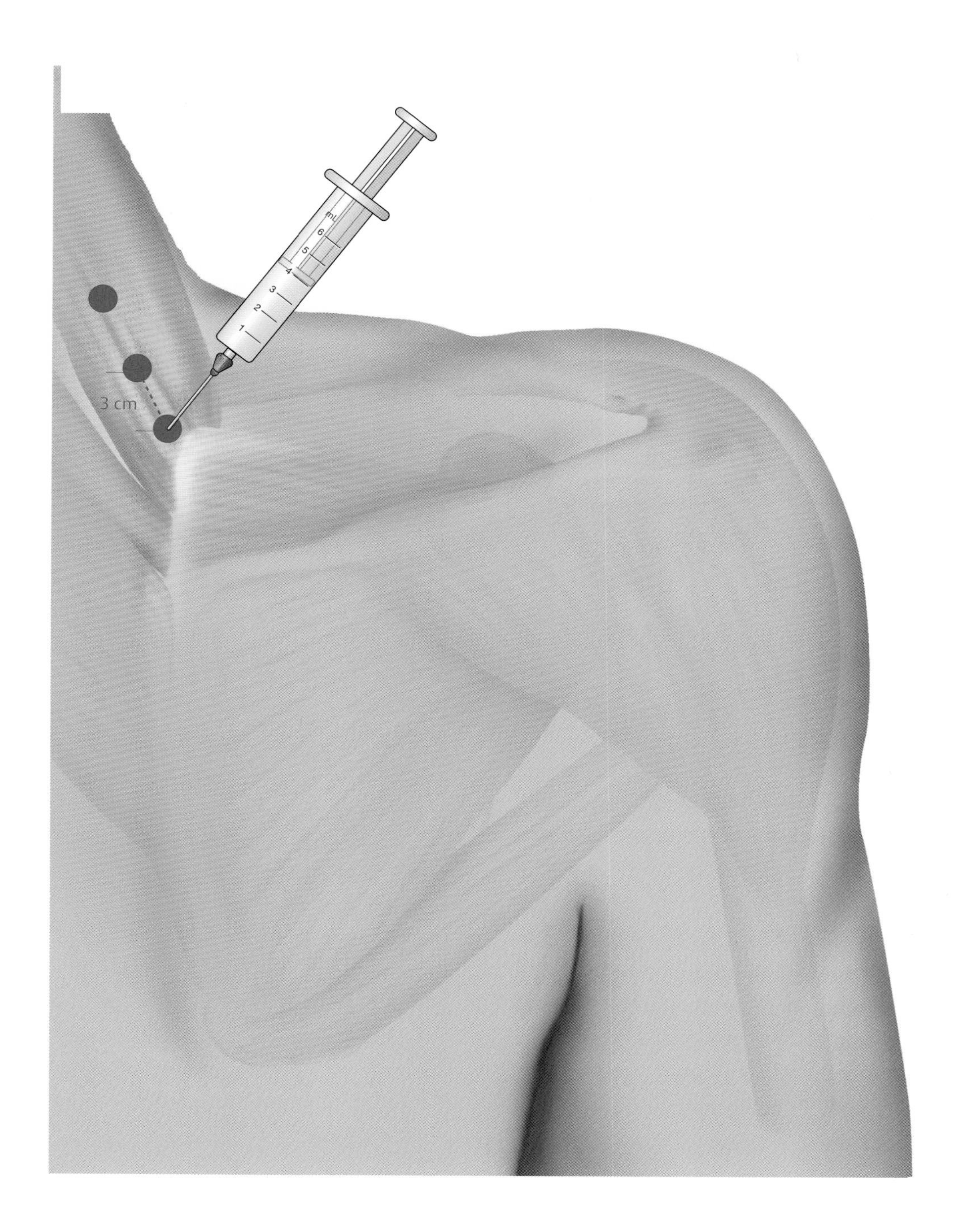

Primarily indicated injection points 주적응 주사점

Area of pain distribution 통증 분포 부위

흉쇄유돌근(Sternocleidomastoid)

적응증

- 머리의 외측면에서 동작 의존성 두통이 있으며, 흔히 유양돌기 및 귀 부위에 위치하고 방사된다.
- 동시에 안와상부 및 이마 통증이 있다.

가능성 있는 병발 증상

- 양측성 유루증(epiphora, 눈물흘림증)
- 현기증
- 머리를 반대쪽으로 구부리고 같은 쪽으로 회전시킬 때 통증이 증가함

감별진단

- 혈관성 두통
- 삼차신경통

재료

- 국소마취제: 4mL
- 바늘: 27G×20mm

기법

- 흉쇄유돌근의 위치를 확인하고 엄지와 검지 사이로 잡는다. 이 근육을 기시부에서 정지부 사이에서 5개의 동일한 분절로 나눈다. 삽입 부위는 각 분절의 중심에 위치한다. 바늘을 수직으로 삽입하고 1.5cm 전진시킨다. 각각의 주사 부위에서 국소마취제를 1mL 주사한다.
- 흉골두(sternal head)에 주사하기 위해서는 흉쇄유돌근의 부착부와 기시부 사이 중간에 표시를 한다. 여기서 바늘을 근육의 후연에서 수직으로 삽입하고 3cm 전진시킨다. 이 깊이에서 국소마취제를 2mL 투여한다.

위험

- 바늘을 너무 깊이 삽입하면 경정맥을 천자할 수 있으므로, 주사 전에 흡인이 필수적이다.

병행 치료

- 등척성후 이완
- 흉쇄유돌근의 수동적 스트레칭을 통한 냉동요법(cryotherapy)
- 경추를 지지하기 위한 정형 보조기

치료 효과: +
주사치료 빈도: 주 1회
등척성후 이완, 물리치료, 의학적 운동치료

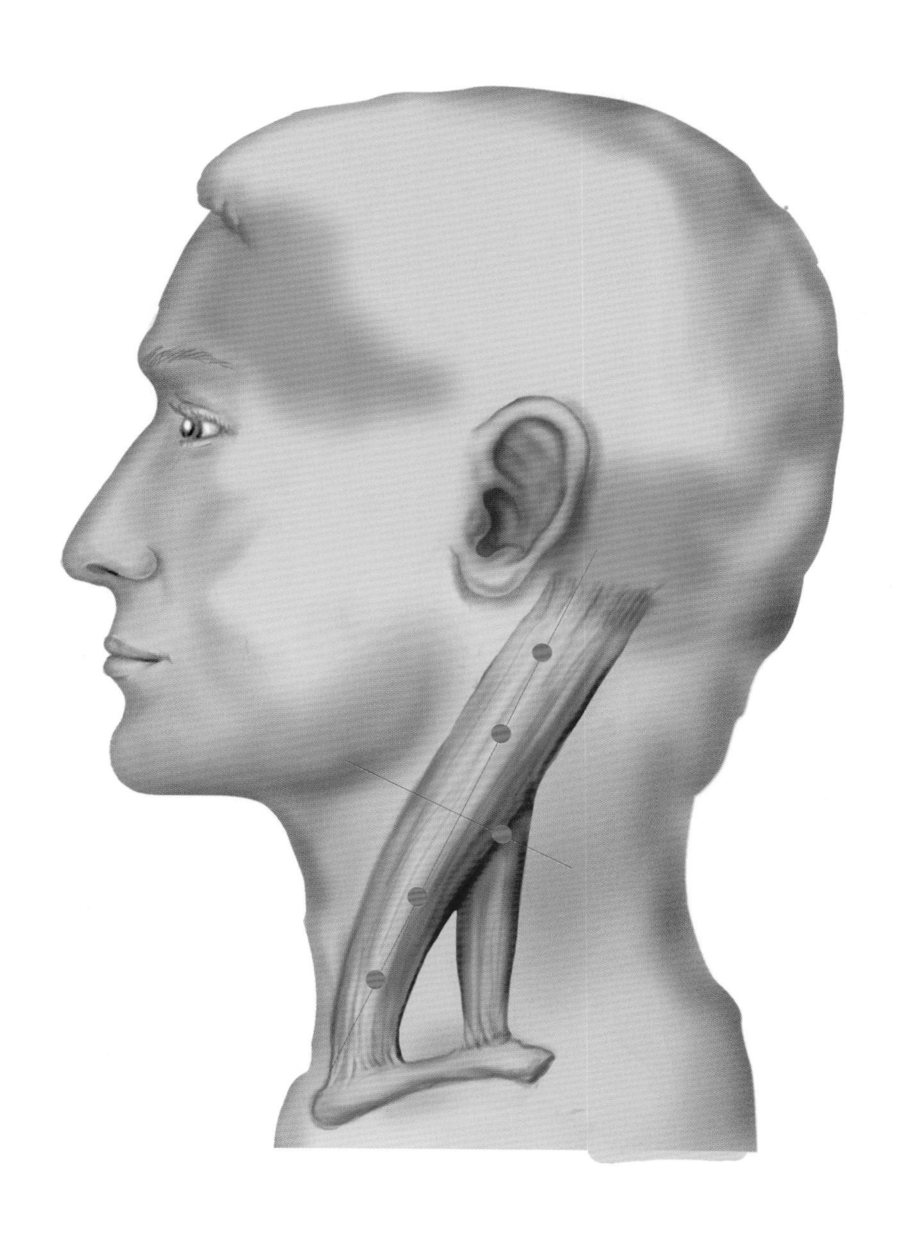

승모근(Trapezius)

적응증

- 어깨의 꼭대기를 따라 뻗치는 비특이적 어깨-목-팔 통증
- 긴장성 두통과 퇴행성 경추 증후군에서 보조치료
- 폐쇄성 호흡기 질환의 경우에 보조치료

감별진단

- 신경근 증상
- 신경 구획 증후군(nerve compartment syndromes)

재료

- 국소마취제: 5mL
- 바늘: 27G×20mm

기법

- 어깨의 꼭대기와 평행으로 3~4cm 떨어져 주행하는 선을 따라, 바늘을 수직으로 삽입하고 국소마취제를 3cm 간격으로 주사한다.
- 국소마취제(0.2~0.5mL)를 피부내로 주사한다.
- 바늘을 1cm 전진시킨 후, 국소마취제를 0.5mL 주사한다.

위험

- 중앙 주사 부위에서 바늘을 흉막 꼭대기로 과도하게 깊이 삽입하면 기흉을 유발할 수 있으므로, 권장되는 삽입의 깊이를 초과해서는 안 된다.

병행 치료

- 국소 온열치료
- 의학적 운동치료, 이완 마사지
- 근긴장도를 저하시키는 전기요법 치료

치료 효과: ++
주사치료 빈도: 주 3회, 최대 8주
물리치료, 운동치료, 의학적 운동치료, 투약

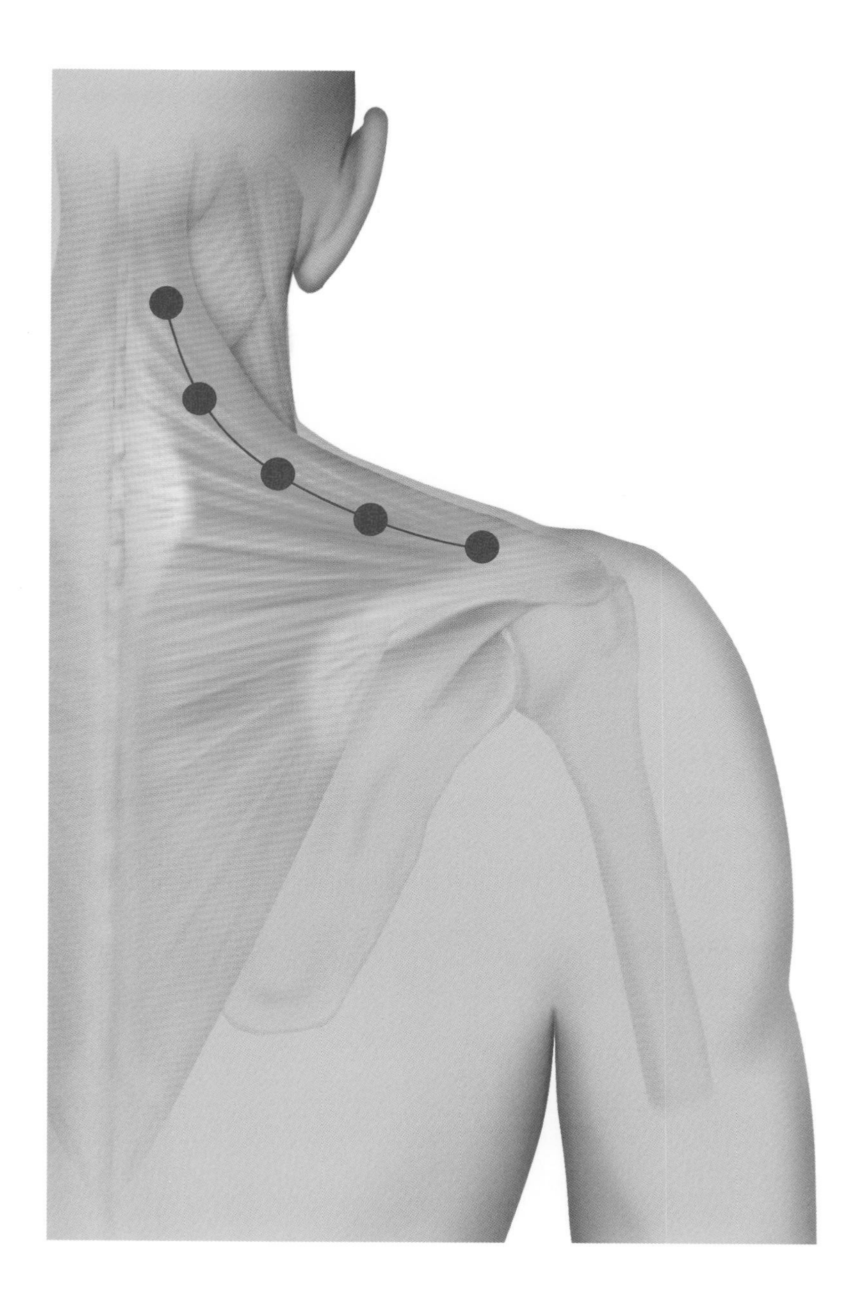

Primarily indicated injection points 주적응 주사점

Area of pain distribution 통증 분포 부위

대/소후두직근
(Rectus Capitis Posterior Major and Minor)

적응증

- 편측성 또는 양측성 후두통이 있으며, 저항에 대항해 머리를 뒤쪽으로 구부릴 때 그리고 목의 상방면을 수동적으로 굴곡시킬 때 통증이 증가한다.
- 목덜미선 약 2cm 하방에서 뚜렷한 압력 민감도가 있다.

감별진단

- 후두신경통은 통증의 위치가 다르다. 후두직근에서 기원하는 통증은 후두를 따라 귀로 방사된다. 후두신경에서 기원하는 통증은 후두와 두개골을 가로질러 줄곧 전두 안와 부위까지 방사된다.

재료

- 국소마취제: 6mL
- 바늘: 23G×30mm

기법

- 주사 부위들은 목덜미선에서 2cm 하방에 있는 수평선상에 정중선 외측으로 1, 2 및 3cm 떨어진 곳에 위치한다.
- 바늘을 수직으로 삽입하고 1.5cm 전진시킨다. 각각의 주사 부위에 국소마취제를 1mL 주사한다.

위험

- 소/대후두신경 부분들의 마취 위험이 있다.
- 환자에게 후두신경이 지배하는 부위에서 무감각이 일어날 수도 있다고 설명해야 한다.

병행 치료

- 이 부위의 통증유발점은 경추 위에서 머리를 뒤로 기울이면 대개 활성화된다. 그러므로 근시인 경우에 맞지 않는 안경테를 착용하거나 처방 안경을 착용하지 않아 일어나는 시력 장애가 이 통증의 흔한 원인이 된다. 직장에서 나쁜 자세도 또 다른 원인이다.
- 국소 온열치료
- 침술
- 침윤요법과 수동적 목 신전

주: 목 정형 보조기는 위쪽 모서리가 모든 목 근육에 직접 압박을 가하기 때문에 유용하기보다는 해가 되는 것으로 알려져 있다.

치료 효과: ++
주사치료 빈도: 주 1~2회
수기 관절가동, 경피전기신경자극, 투약, 정형 기술, 침술/지압술, 물리치료

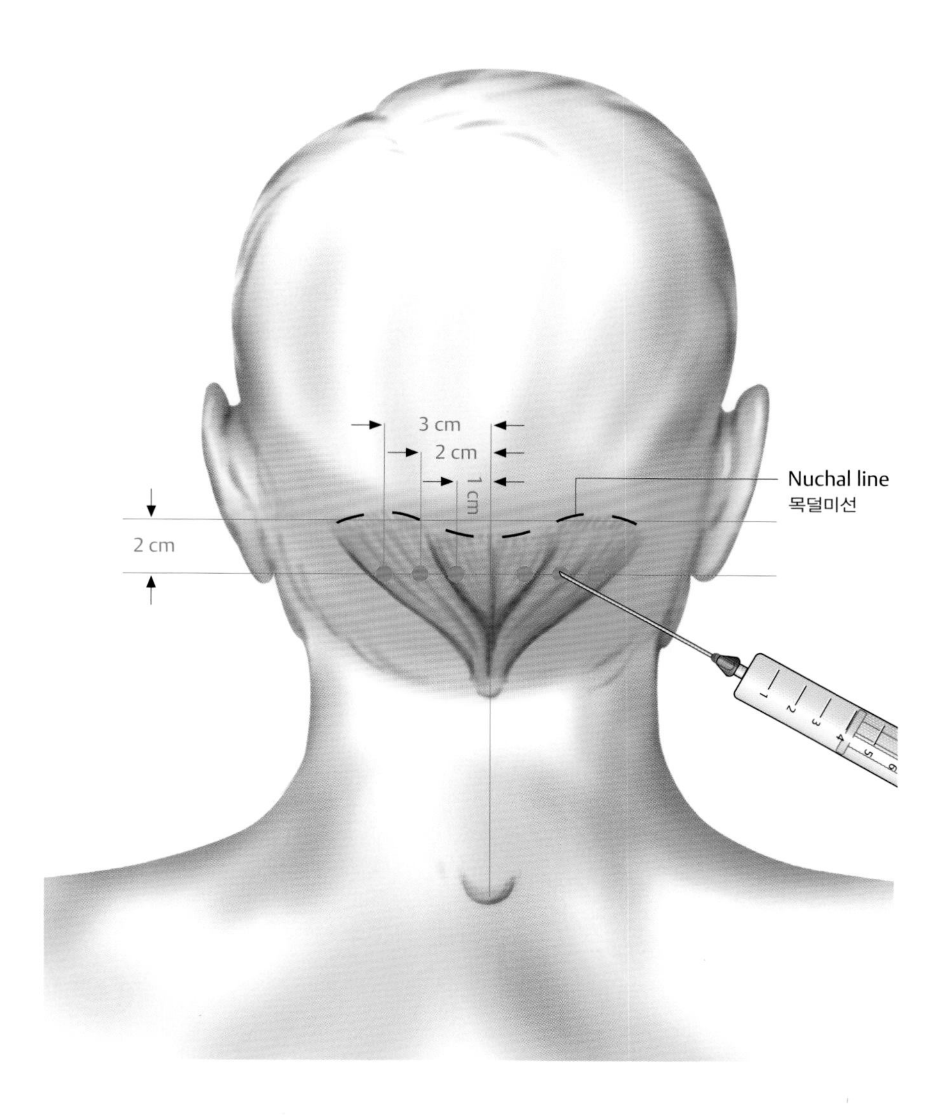
3 cm
2 cm
1 cm
Nuchal line
목덜미선
2 cm

■ 신경을 통한 치료

대/소후두신경
(Greater and Lesser Occipital Nerve)

적응증

- 대/소후두신경의 신경통과 자극
- 두피를 가로질러 안와상 부위까지 방사되는 특유의 후두통
- 국소 촉진 시 대후두신경이 나가는 부위에서 뚜렷한 자극
- 목의 수동적 굴곡 및 신전 시 두통에 변화가 없음

감별진단

- 대/소후두직근의 자극(목의 능동적 굴곡 시 증가)

재료

- 국소마취제: 각 측에 3mL
- 바늘: 23G×30mm

기법

- 환자를 엎드려 눕히거나 앉힌다. 목덜미선을 촉진한다. 수평 보조선을 1cm 하방으로 그린다. 정중선에서 외측으로 4cm 떨어진 곳에서 바늘을 목덜미선과 평행하게 수평으로 삽입한다. 조직에 1cm 깊이로 삽입해, 국소마취제 0.5mL를 1~2cm 간격으로 여러 번 주사한다. 이는 목덜미선과 평행한 침윤 띠를 형성시킨다.
- 환자에게 후두신경의 마취가 후방 두개골에서 일시적인 무감각을 유발한다고 설명한다.

위험

- 없음

병행 치료

- 이완 치료(예, 자율훈련법)
- 전신 효과 진통제의 투여
- 아침에 일으키는 두통은 흔히 지나치게 딱딱하거나 부피가 큰 베개 등으로 인해 머리를 잘못 두고 자서 일어난다.

치료 효과: +++
주사치료 빈도: 주 1~2회
자율훈련법, 바이오피드백 치료, 경피전기신경자극, 침술/지압술, 투약

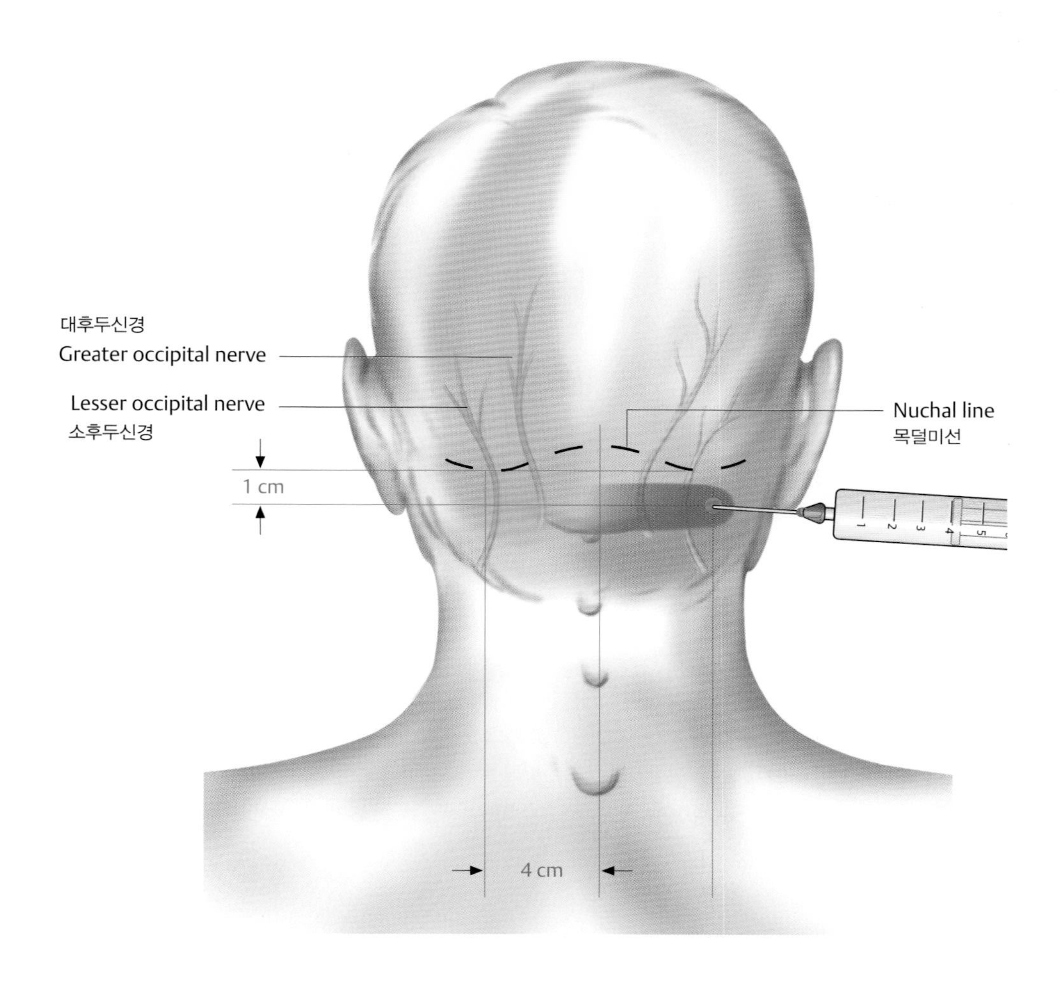
대후두신경
Greater occipital nerve
Lesser occipital nerve
소후두신경
Nuchal line
목덜미선
1 cm
4 cm

■ 관절을 통한 치료

경추 C4~C6 분절의 척추관절 (Cervical Vertebral Joints of the C4~C6 Segments)

적응증

- 척추관절의 염증 또는 자극을 유발하는 척추관절의 관절증

감별진단

- 극간 신생관절증
- 심부 목 근육의 근육경화증
- 경추 신경근염

재료

- 국소마취제: 각각의 후관절 및 측에 2mL
- 바늘: 21G×50mm

기법

- 환자를 앉혀 목을 10도 정도로 약간 숙이게 한다(목을 더 숙이면 후궁사이의 공간이 넓어져 경막외 주사가 될 위험이 있다).
- 정중선과 극돌기를 표시한다. 추가로 보조선을 정중선옆으로 2cm 떨어진 곳에 그린다.
- 주사 부위들은 촉진되는 극돌기 끝들 사이로 정중선옆 보조선상에 위치한다. 바늘을 수직으로 삽입하고 뼈에 닿을 때까지 전진시킨다. 흡인을 한 후, 관절 당 국소마취제를 2mL 주사한다.
- 바늘의 관절강내 거치는 흔히 정확하지 않다. 관절낭주위 주사로도 원하는 치료 결과를 얻기에 충분하다.

위험

- 경막외 주사의 위험이 있으므로, 목을 약간만 숙이게 하여 후궁사이의 공간이 넓어지지 않도록 한다.
- 심부 경동맥과 척추동맥으로 주사할 위험이 있으므로, 바늘을 전진시키면서 흡인을 반복하는 것이 필수적이다.

척수신경의 마취

- 바늘을 너무 멀리 외측으로 삽입하거나 횡외측 방향으로 전진시키면, 척수신경이 마취될 수 있다. 국소마취제의 주사에 앞서 바늘을 뼈와 접촉시키도록 할 필요가 있다.

주: 뼈와 접촉하고 국소마취제를 주사한 후 다음 척추관절에 국소마취제를 주사하기 전에 바늘을 교체해야 하는데, 바늘의 끝이 뼈와 접촉해 무뎌진 상태이기 때문이다.

치료 효과: ++
주사치료 빈도: 주 1회
정형 기술, 물리치료, 수기 관절가동, 경피전기신경자극, 투약

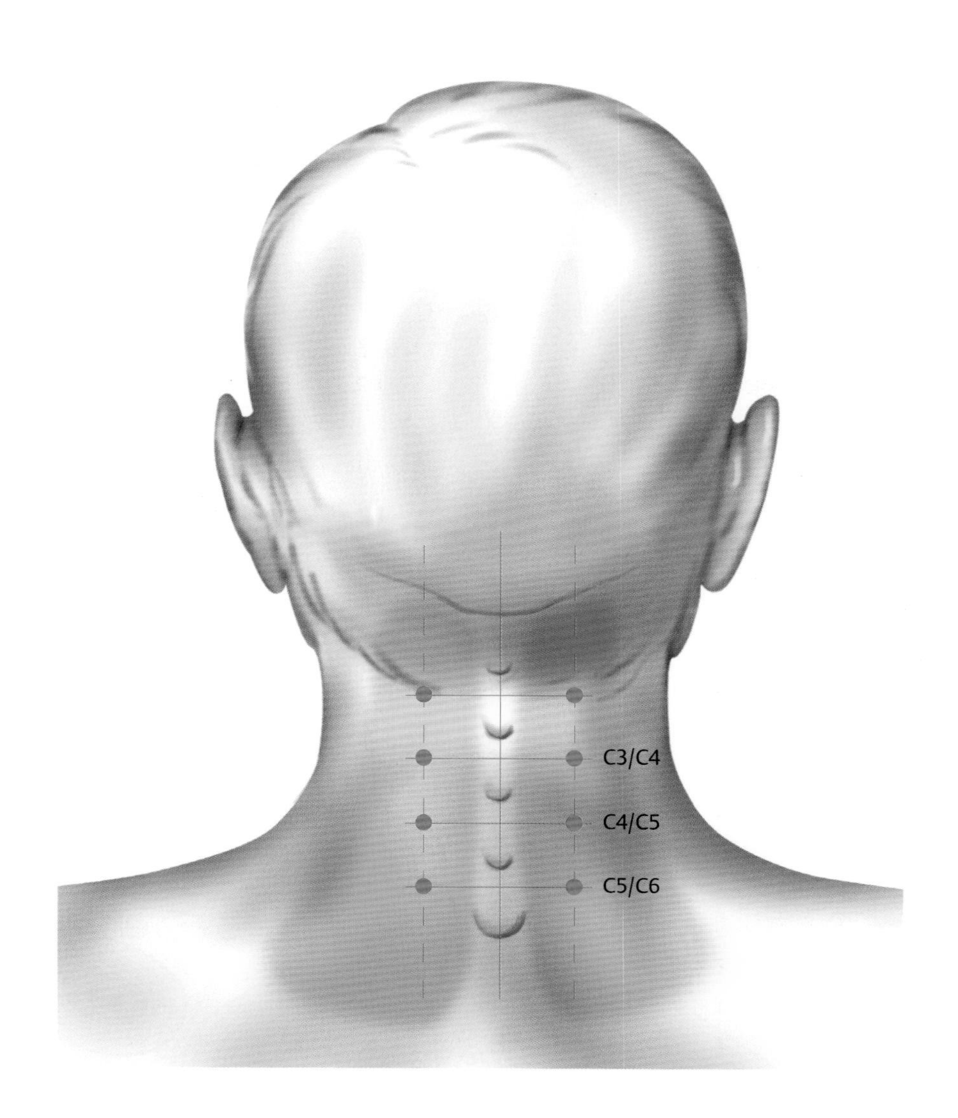
C3/C4
C4/C5
C5/C6

제4장

상지
Upper Extremities

■ 복합 통증

어깨 전방 및 견봉하 통증 (Anterior Shoulder and Subacromial Pain)

적응증

- 어깨–팔 통증
- 상완견갑 관절주위염
- 회전근개의 퇴행성 변화
- 상완와관절증(omarthrosis)
- 근건 겹침(musculotendinous overlap)
- 동결견(frozen shoulder)
- 심장 질환에 기인한 연관통 증상

재료

- 국소마취제: 5~7mL
- 바늘: 23G×60mm

기법

- 팔을 약간 내회전시킨 상태에서 촉진을 통해 견쇄관절(acromioclavicular joint)의 위치를 확인한다. 거기서부터 주사 부위는 꼭 1.5cm 하외측으로 있다. 바늘의 끝은 전외측에서 횡으로 후내측 방향을 향한다. 바늘을 뼈에 닿을 때까지 2.5~3cm 전진시킨다. 바늘을 후퇴시키면서 국소마취제를 연속적으로 투여한다.
- 이제 같은 높이에서 3~4cm 내측으로, 대개 통증이 있는 오훼돌기(coracoid process)의 위치를 확인한다. 바늘을 뼈에 닿을 때까지 전진시킨다. 그런 다음 바늘을 약간 후퇴시켰다가 다시 하방으로 1cm 전진시킨다. 흡인을 한 후, 국소마취제를 주사한다.
- 견쇄관절에서 약간 하외측으로 위치한 곳에 주사하면 삼각형 형태의 치료가 완료된다. 먼저 바늘을 뼈에 닿게 하고, 약간 후퇴시켜 국소마취제를 0.5mL 주사한다.
- 아울러 오훼돌기 상연의 건 부착부에 주사액을 범람시킬 수 있다. 통증이 상완으로 방사되면, 삼각근 부착부에도 국소마취제를 주사해야 한다. 상완의 전외측면으로 약간 오목한 곳에서 삼각근 부착부의 위치를 확인한다. 중외측 방향(mediolateral direction)에서 바늘을 뼈에 닿을 때까지 전진시키고 주사액을 상완골의 삼각근 조면(tuberosity)에 있는 근육 부착부 주위에 부채꼴 형태로 투여한다.

위험

- 요측피정맥(cephalic vein)의 손상. 흡인 요망!
- 요골신경의 우연한 전도 마취로 일시적인 손목 처짐을 동반할 수도 있다. 삽입 중에 번쩍하는 전기 감각이 있을 경우에는 바늘을 보다 정확히 거치해야 한다.
- 환자가 주사 직후 무감각 또는 감각이상을 의식하면 환자에게 마취의 일시적인 특성에 대해 설명해야 한다. 손에 정상적인 감각이 돌아올 때까지 환자는 차량의 운전을 삼가야 한다.

병행 치료

- 주로 염증성 변화인 경우에 국소 냉동요법이 필요하다.
- 근건 접합부의 횡마찰마사지(transverse friction massage)
- 팔의 일시적인 외전 자세
- 음파영동(phonophoresis)
- 물리치료를 통해 근육을 만들어 견갑대를 안정화한다.
- 골막의 니들링(needling)을 포함한 침술
- 동결견의 경우에 관절강내 식염수 주사를 통한 피막(capsule)의 파괴와 함께 수기 관절가동 그리고 자극된 견갑상신경의 동시 치료
- 분절 경추 기능장애인 경우에 보완 카이로프랙틱 치료
- 석회화 상완견갑 관절주위염인 경우에 체외충격파 쇄석술

치료 효과: +++
주사치료 빈도: 주 2~3회, 최대 12주
물리치료, 마찰마사지, 운동치료, 침술/지압술,
카이로프랙틱 치료, 체외충격파 쇄석술

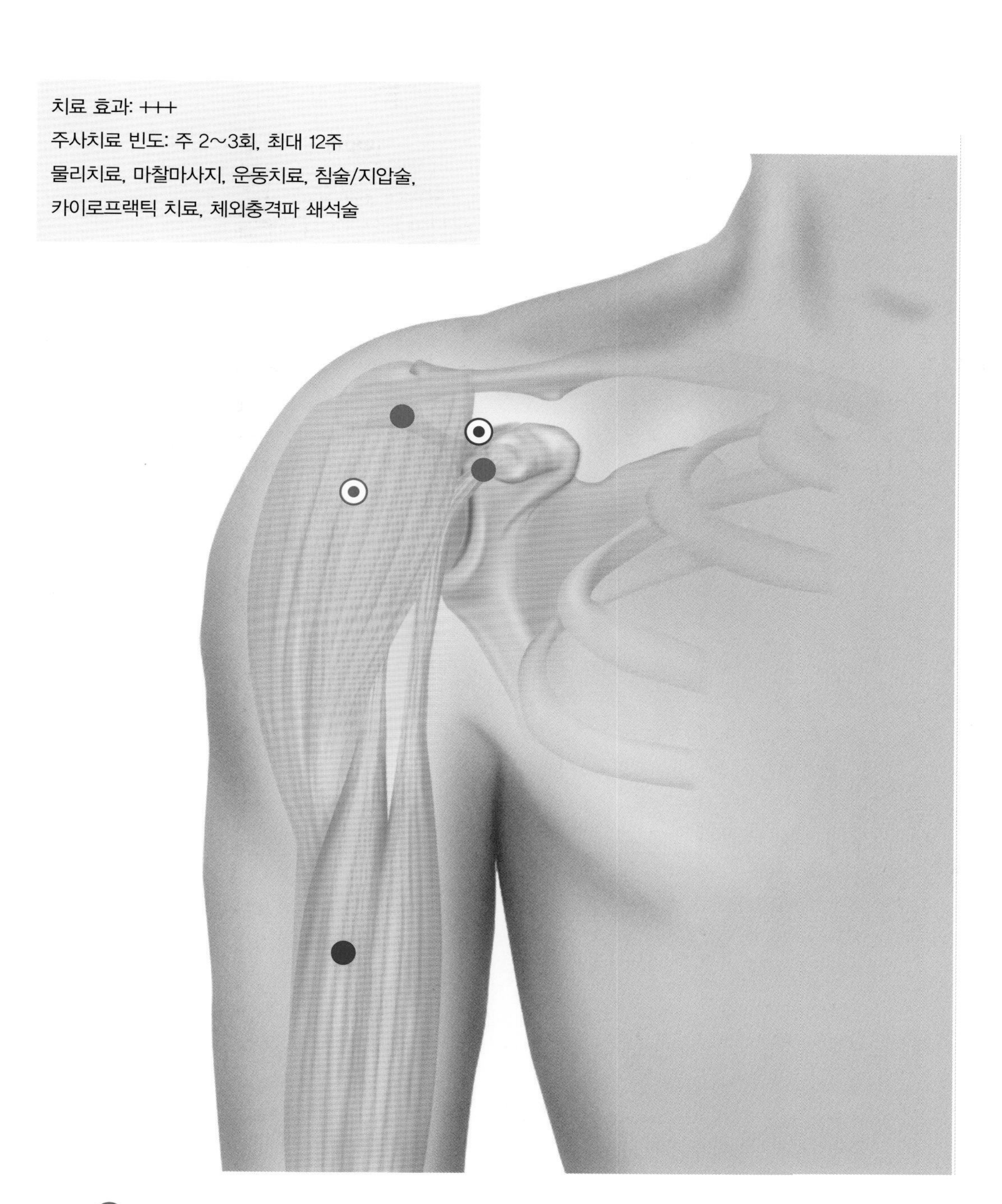

Primarily indicated injection points 주적응 주사점

Complementary point 보완 주사점

Points of deep injection 심부 주사점

Area of pain distribution 통증 분포 부위

오훼돌기 부위의 통증
(Pain in the Area of the Coracoid Process)

적응증

- 소흉근과 오훼완근의 부착부 건증
- 위의 좌측과 심장으로 투사되는 통증 증상
- 상행 결장과 간 부위의 우측 반사 구역

감별진단

- 관절증과 폐쇄 형태의 견쇄관절 장애
- 견봉하 점액낭(subacromial bursa)의 염증성 변화
- 사각근 구획 증후군

재료

- 국소마취제: 3mL
- 바늘: 23G×30mm

기법

- 쇄골의 외측 3/1 아래로 약 1~2cm 떨어진 곳에서 거칠고 압력에 민감한 융기의 위치를 확인한다. 이것이 근막으로 덮인 오훼돌기이다. 바늘을 촉진되는 융기의 하연에서 2~3cm 깊이로 삽입한다.
- 바늘을 수직으로 삽입하고 주사액을 부채꼴 형태로 투여한다. 또한 오훼돌기의 골막에도 국소마취제를 주사하는 것이 중요한데, 상완이두근 단두의 기시부가 골막 자극을 유발할 수 있기 때문이다.

위험

- 바늘을 너무 내측으로 삽입하면, 요측피정맥이 손상될 수 있다.
- 주사에 앞서 흡인을 하면 평행하게 주행하는 삼각근 동맥으로 국소마취제를 주사하는 위험을 피할 수 있다.

병행 치료

- 건 부착 부위에서 초음파 치료, 아울러 횡마찰 마사지
- 이온영동(iontophoresis)
- 침술: 견우(肩髃, LI15), 운문(雲門, LU2), 음릉천(陰陵泉, SP9)

치료 효과: +++
주사치료 빈도: 주 2회, 최대 4주
물리치료, 마찰마사지, 침술/지압술

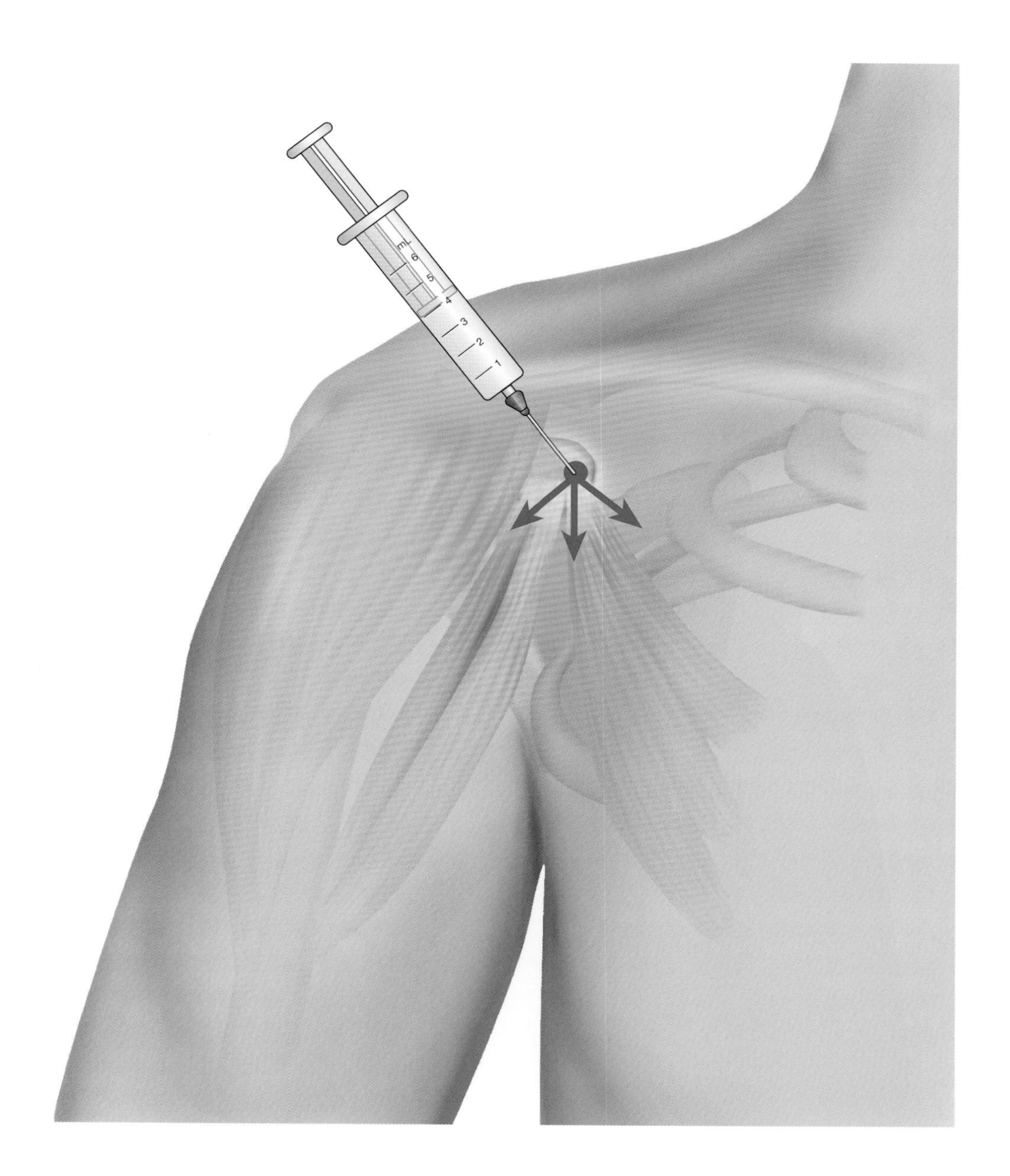

Primarily indicated injection points 주적응 주사점

Area of pain distribution 통증 분포 부위

외측 상과염(Lateral Epicondylitis)
: 테니스 엘보(Tennis Elbow)

적응증

- 외측 상과염
- 요척관절의 장애
- 요골 윤상인대의 자극
- 주근의 근육경화증과 부착부 건증

감별진단

- C4 분절의 경추 장애로 인한 어깨-팔 통증
- 신경 구획 증후군(회외근 증후군)
- C4/C5 분절의 디스크 탈출증
- 관절내 유리체(free joint body)
- 골괴사(Hegemann disease, Iselin disease)
- 상완골과의 박리성 골연골염(osteochondritis dissecans)

재료

- 국소마취제: 2mL
- 바늘: 27G×20mm

기법

- 쉽게 촉진되는 상완골과의 뼈 융기 위치를 확인한다. 이곳은 일반적으로 통증에 매우 민감하며, 여기가 첫 번째 주사 부위이다.
- 약 2cm 원위부에서, 바늘을 후방으로부터 팔오금 방향으로 삽입한다. 부채꼴 형태로, 근육 부착 부위, 특히 뼈에 가까운 부분을 주사액으로 완전히 범람시킨다.

위험

- 바늘을 부정확하게 거치하고 과도하게 전진시키면, 요골동맥을 마취할 수도 있다. 일시적인 무감각이 이 신경이 지배하는 부위, 특히 요측면과 후방면에서 일어날 것이다. 일시적인 부분 마비도 일어날 수 있다.
- 골막을 뚫고 이 부위에 주사가 되면 뼈와 골막 사이에 국소마취제가 침착되어 매우 고통스러울 것이며, 이는 초기 통증을 심화시킬 수도 있다.

병행 치료

- 경추 분절 C4/C5의 기능적 장애를 양측으로 배제해야 한다. 그 밖으로는 감각운동 기능장애가 일어나지 않는다. 특히 밤에 손가락이 저릴 경우에는 정중신경의 장애를 고려해야 한다.
- 요척관절에서 가동성 제한과 운동 장애가 있을 경우에는 관절을 수기치료로 치료해야 한다. 골막 자극 특유의 증상이 존재하면, 환자는 부위를 얼음으로 마사지하는 것과 같은 국소 냉동요법을 해야 한다. 아울러 초음파와 시리악스 기법(Cyriax technique)에 따른 횡마찰마사지가 권장된다.
- 작업 또는 운동 활동과 관련한 과부하는 스트레칭 기법과 추가로 원형에 가까운 테이핑 요법 또는 지지 붕대법에 잘 반응한다. 병력에서 작업과 운동 활동에 대한 관련 정보를 수집하는 것이 중요하다. 만성적으로 재발하는 환자들에게는 체외충격파 치료를 권장한다.

치료 효과: +++
주사치료 빈도: 주 2회, 최대 12주
카이로프랙틱 치료, 물리치료, 마찰마사지,
운동치료, 정형 기술, 체외충격파 쇄석술

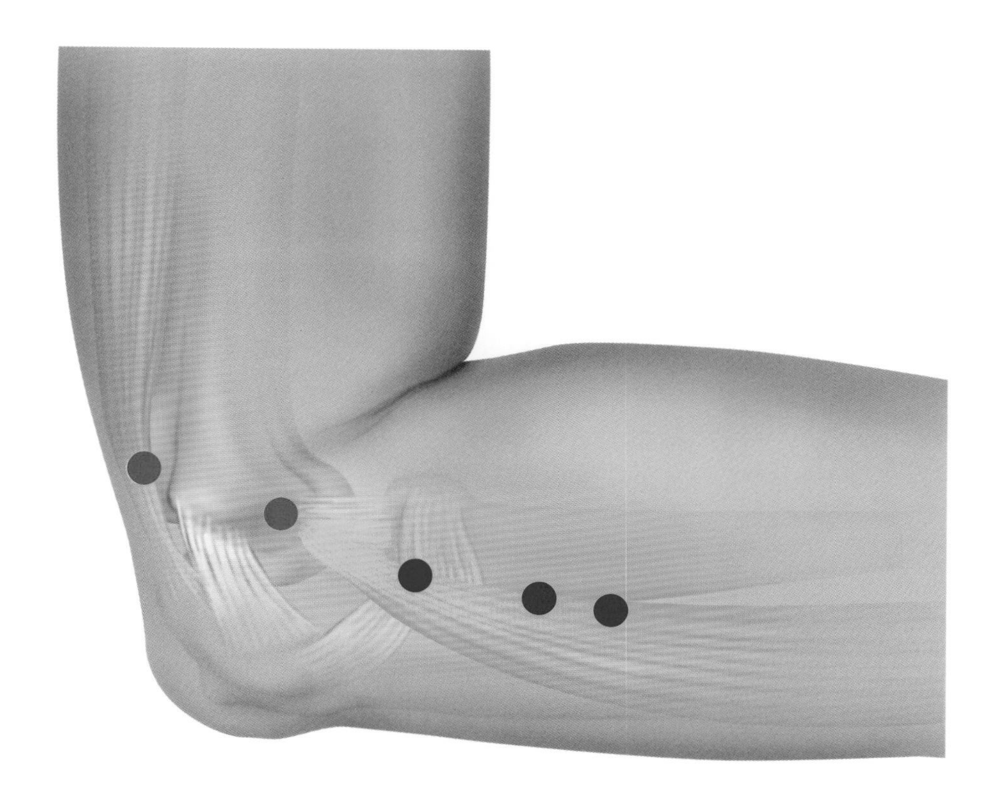

Primarily indicated injection points 주적응 주사점

Complementary point 보완 주사점

Area of pain distribution 통증 분포 부위

내측 상과염(Medial Epicondylitis)
: 골퍼 엘보(Golfer's Elbow)

적응증

- 내측 상과염
- 원회내근 증후군
- 팔꿈치관절의 관절증
- 척골 측부인대의 장애를 동반한 골막증

감별진단

- 하방 경추 C7/C8의 신경근 증상
- 주관 증후군(cubital tunnel syndrome)
- 관절내 유리체

재료

- 국소마취제: 2mL
- 바늘: 27G×20mm

기법

- '양벽 기법(two-wall technique)'을 사용하면 최선의 결과를 얻게 된다. 첫 번째 주사 부위는 척골-상완골 상과에서 가장 돌출된 지점 바로 위에 위치한다. 바늘을 골막까지 전진시키고 1mm 후퇴시켜 국소마취제를 0.5mL 주사한다.
- 두세 번째 주사점은 2cm 원위부로, 내측 및 후방 방향으로 약간 비스듬히 내려가 이등변삼각형 형태로 배열된다. 네 번째 주사점은 앞의 세 주사점과 함께 등변사다리꼴을 이루며, 2cm 더 원위부로, 첫 번째 주사점에서 내려가고 두 번째 및 세 번째 주사점 사이의 거리를 이등분하는 직선상에 있다. 이상의 세 주사점은 원회내근, 요측수근굴근과 장장근 위에 위치한다. 바늘을 수직으로 삽입하고 1cm 전진시킨다. 각각의 주사 부위에서 국소마취제를 0.5mL 주사한다.

위험

- 척골 상과 후방으로 주사를 하면 척골신경이 마취된다.
- 내측 주사 부위에서 바늘을 너무 근위부로 삽입하면, 주사액이 척골동맥으로 투여될 수도 있다.
- 원위 주사 부위들에서는 우연히 척측피정맥(basilic vein)으로 주사가 될 수도 있으므로, 주사에 앞서 흡인을 요한다.

병행 치료

- 시리악스 기법(Cyriax technique)에 따른 횡마찰 마사지, 국소 냉동요법과 항염제의 경피 투여
- 필요시 작업량과 운동 활동의 변경
- 음파영동
- 심경(心經)과 대장경(大腸經)을 따른 침술: 소해(少海, HT3), 곡지(曲池, LI11)

치료 효과: ++
주사치료 빈도: 주 2회, 최대 4주
마찰마사지, 물리치료, 침술/지압술, 투약

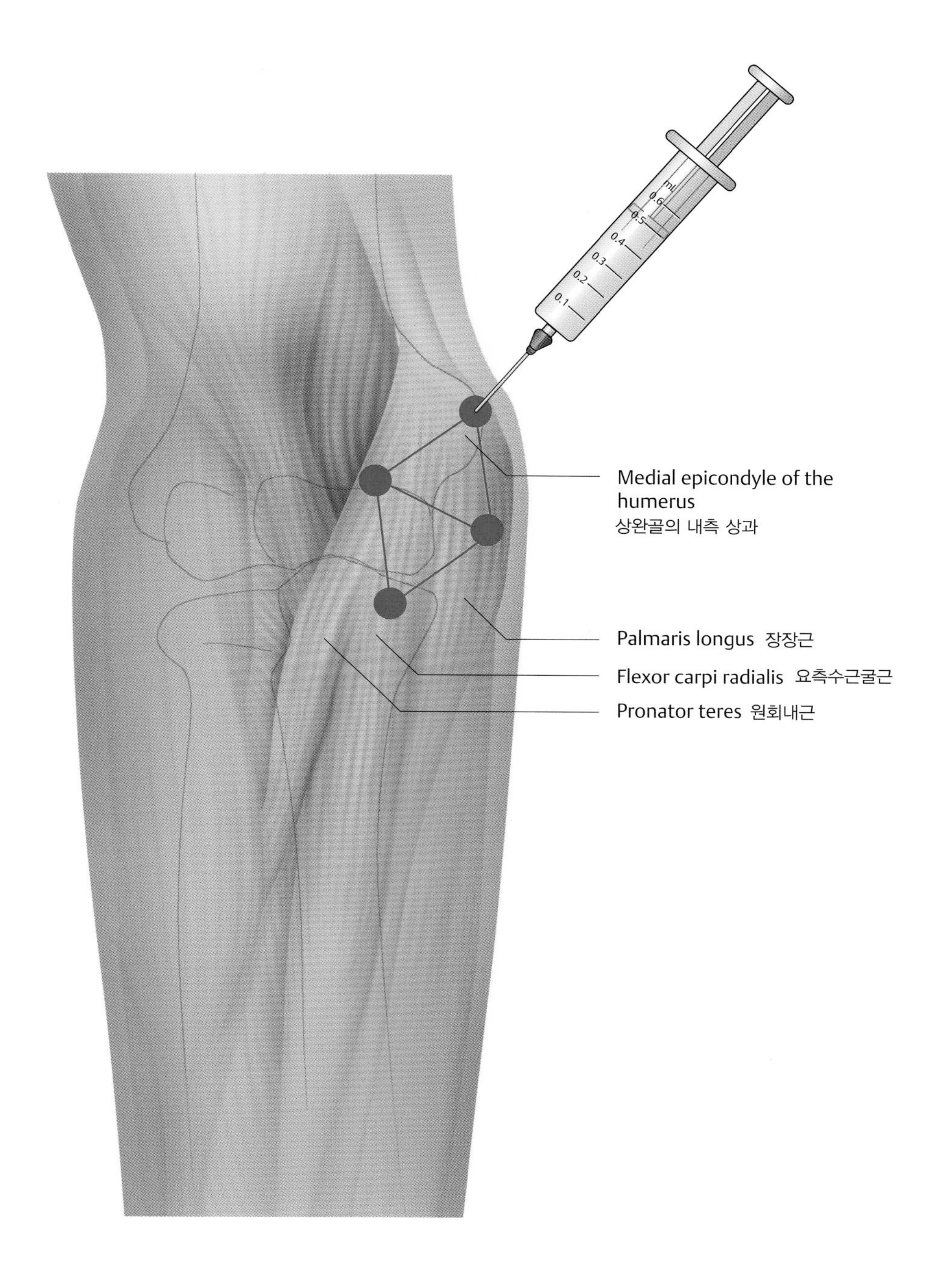

Primarily indicated injection points 주적응 주사점

Area of pain distribution 통증 분포 부위

■ 근육, 건과 인대를 통한 치료

삼각근(Deltoid)

적응증

- 상완의 외측면에 있는 삼각근 조면에 위치한 삼각근 부착 부위에서 투사되는 특유의 통증
- 회전근개 손상의 보조치료

감별진단

- 소원근의 장애
- 폐 질환의 경우에 통증 투사
- 혈관 구획 증후군, 특히 사각근 구획 증후군

재료

- 국소마취제: 3~5mL
- 바늘: 23G×60mm

기법

- 주요 침윤 부위들은 상완의 외측면에서 삼각근 정지부 부위에 위치한다. 이 근육에서 가늘어진 끝부분이 압력에 뚜렷이 민감할 수 있다. 바늘을 뼈에 닿을 때까지 수직으로 삽입한다. 주사는 골막을 포함한다. 두 번째 주사는 첫 번째 부위에서 상내측으로 1cm 떨어진 곳에서 한다. 바늘을 다시 뼈에 닿을 때까지 전진시킨다. 세 번째 주사는 후상방으로 1.5cm 떨어진 곳에서 같은 방식으로 한다. 각각의 부위에서 국소마취제를 0.5~1mL 주사한다.
- 추가 주사 부위는 삼각근 전체를 따라 통증이 있는 지점들이다. 이들 지점은 대개 근육 내에서 경화된 부위로 확인할 수 있다. 양손가락 기법을 사용해 뚜렷한 통증 부위에 바늘을 1.5~2cm 깊이로 삽입하고 국소마취제를 0.5mL 주사한다.

위험

- 삼각근의 전연을 따라가다 우연히 국소마취제를 요측피정맥(cephalic vein)으로 주사할 수도 있으므로, 주사에 앞서 흡인이 필요하다.
- 이 근육의 후연에서는 액와신경의 상외측 상완피신경(superior lateral brachial cutaneous nerve)으로 우연히 국소마취제를 주사할 수도 있으며, 이 경우에 삼각근의 후방 및 외측면에서 일시적인 무감각을 유발한다. 그러므로 환자에게 민감도의 변화 가능성에 대해 설명해야 한다.

병행 치료

- 삼각근 부착부의 국소 냉동요법
- 음파영동 형태의 초음파
- 통증 부위 위에서 경피전기신경자극
- 병기에 따라, 회전근개 손상의 경우에 물리치료
- 의학적 운동치료

치료 효과: ++
주사치료 빈도: 주 2~3회, 최대 4주
물리치료, 경피전기신경자극, 운동치료, 의학적 운동치료

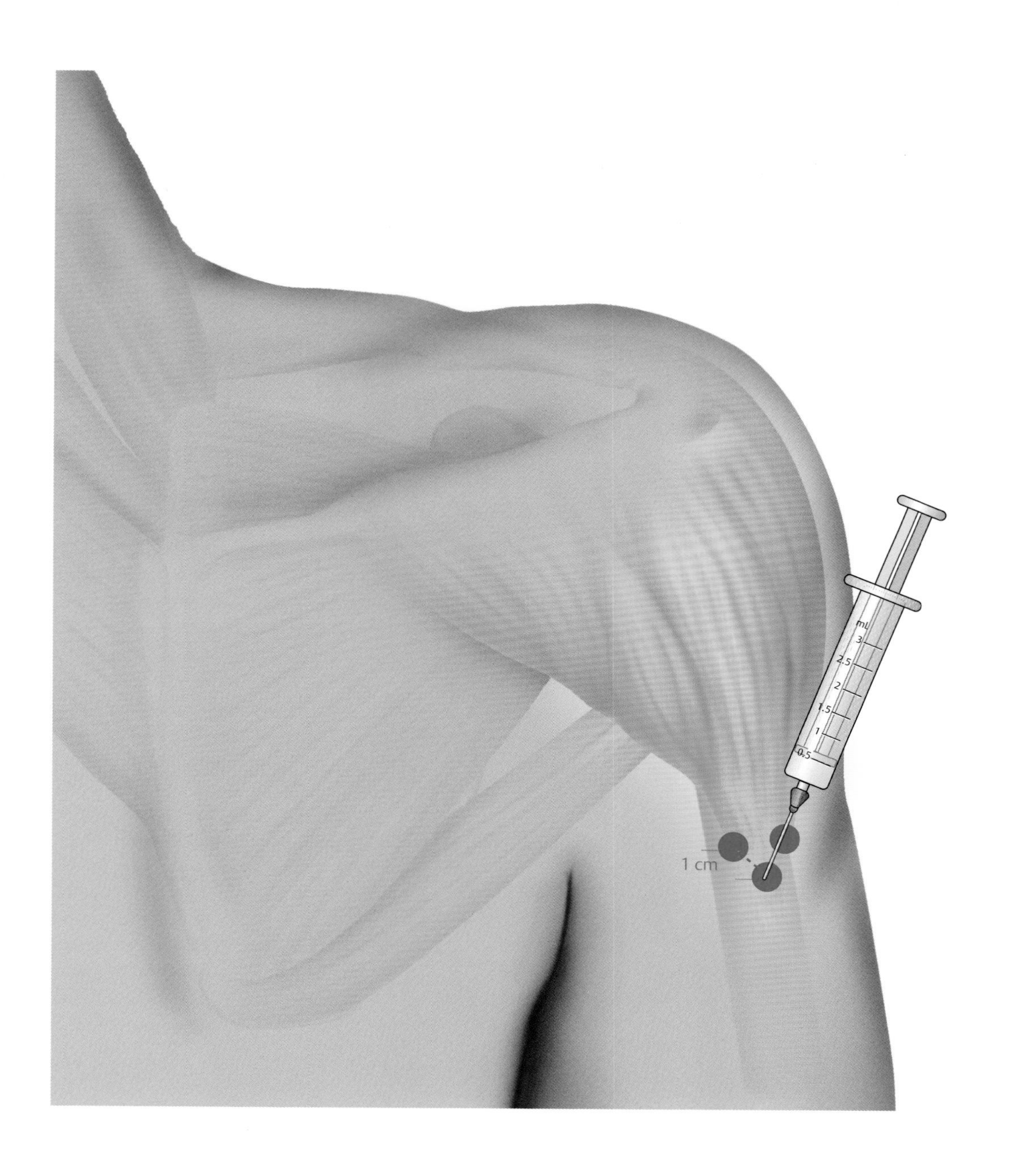

Primarily indicated injection points 주적응 주사점

Area of pain distribution 통증 분포 부위

능형근(Rhomboid)

적응증

- 상부 흉추를 따른 통증
- 견갑골의 내측연을 따른 통증

감별진단

- 후방 심근 벽의 좌측 장애
- 신장과 상부 요로의 질환
- 늑추관절 기능장애

재료

- 국소마취제: 0.5mL
- 바늘: 23G×30mm

기법

- 대/소능형근은 1~5번 흉추들 사이에서 기시해 횡외측 방향으로 지나가 견갑골의 내측연에서 정지한다. 가장 효과적인 주사 부위들은 촉진되는 견갑골의 모서리에서 내측으로 약 2손가락 너비 떨어진 곳들에 위치한다. 이 근육군에서 통증 및 경화가 뚜렷한 부위를 여기서 발견할 수 있다.
- 견갑골의 위쪽 끝 높이에서 시작해 3cm 간격을 두어 바늘을 수직으로 삽입하고 1cm 전진시켜 국소마취제를 0.5~1mL 주사한다.

위험

- 바늘을 과도하게 전진시키면 흉막과 폐가 손상될 수도 있으므로, 바늘의 삽입 깊이를 준수한다.

병행 치료

- 국소 습열치료
- 수기치료를 통한 견갑골과 견흉관절 활주면의 가동
- 테니스 공 또는 돌기가 난 마사지 볼(porcupine massage ball)과 같은 것을 이용해 환자가 스스로 부위를 마사지하는 법을 배운다.
- 근육군에 대한 브러시 마사지
- 크나이프 요법(Kneipp therapy)에 따른 등 주수(注水, affusion) 및 온수 분사(hot jet blitz) 마사지
- 아르니카(arnica)와 캠퍼(camphor)의 국소 도포
- 국소 부항

치료 효과: +++
주사치료 빈도: 주 1~2회, 최대 6주
수기 관절가동, 물리치료, 마사지, 투약

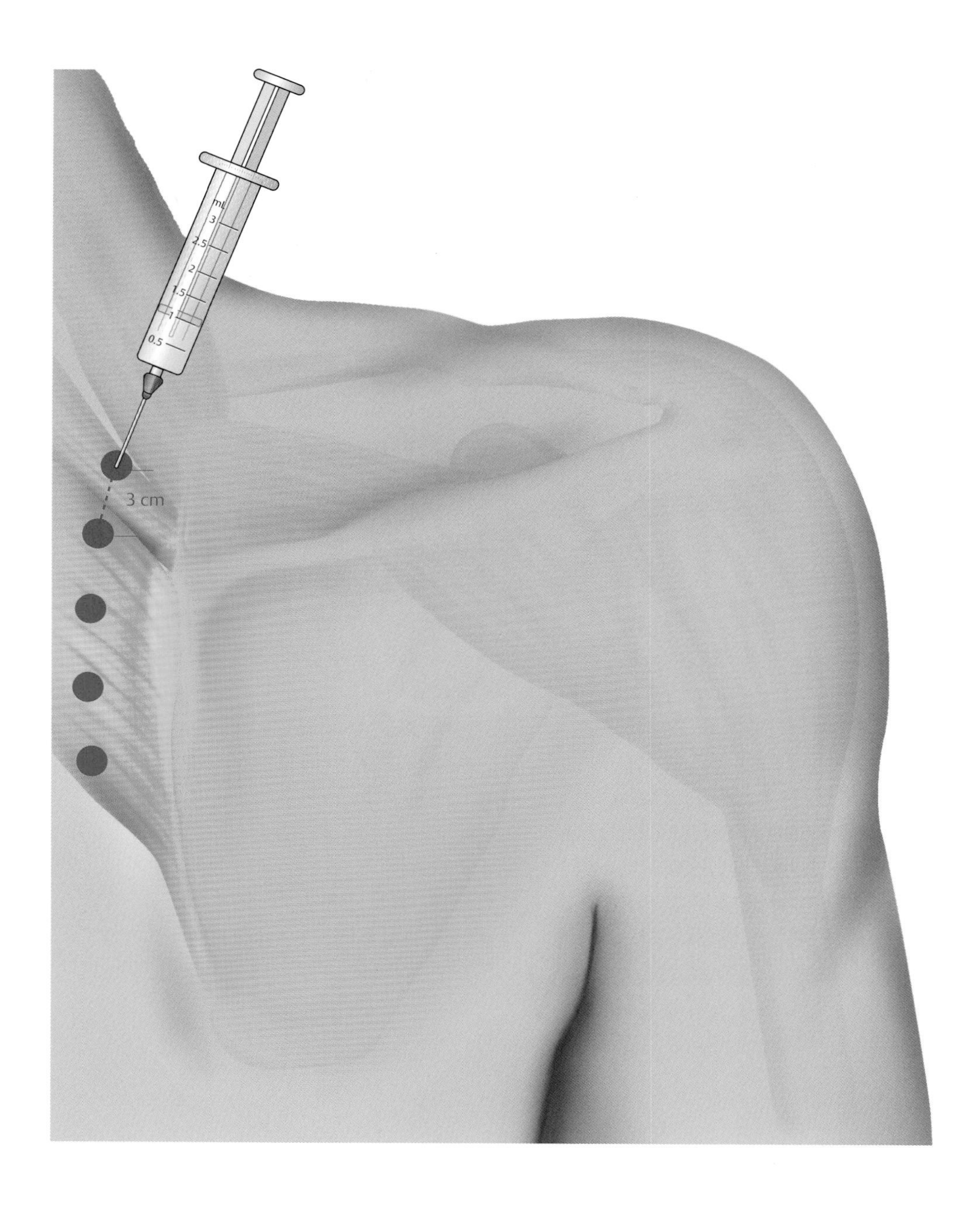

Primarily indicated injection points 주적응 주사점

Area of pain distribution 통증 분포 부위

극상근(Supraspinatus)

적응증

- 상완견갑 관절주위염, 건병증, 일반적인 석회화 및 섬유화
- 견봉하 충돌
- 회전근개의 퇴행성 변성인 경우에 보조치료
- 상완골의 대결절 골절에 대한 보조치료
- 상완와관절증(omarthrosis)

감별진단

- 견갑상신경의 연관 구획 증후군
- 상완와관절의 염증성 변화
- 좌측 심장 장애
- 견쇄관절의 장애

재료

- 국소마취제: 2mL
- 바늘: 23G×60mm

기법

- 견봉하로 후외측 주사 기법이 선호된다. 견봉의 후연을 촉진하는 것으로 시작해 견봉의 하연을 따라 외측으로 촉진하여 간다. 견봉 최외측면의 하연에서 전내측으로 바늘을 삽입한다. 오훼돌기가 삽입의 방향과 관련해 길잡이 역할을 한다.
- 바늘을 3cm 전진시킨다. 흡인 후 국소마취제를 1~1.5mL 투여한다. 바늘을 1cm 후퇴시킨 후, 흡인을 반복하고 남은 국소마취제를 주사한다.
- 추가 주사 부위들은 근복 부위에 위치한다. 후방으로부터 견갑골의 능선을 촉진한다. 견갑골 능선의 위쪽으로 근복의 쐐기 모양 부분이 있다. 그 중앙에서 2~4번의 추가 주사를 각 부위에서 3cm 깊이로 0.5mL 투여해 할 수 있다.

위험

- 특히 바늘을 너무 후방으로 삽입하면, 우연한 관절강내 주사의 위험이 있다.
- 견갑상동맥으로의 주사는 사전 흡인을 통해 피할 수 있다.

병행 치료

- 극상근의 건 부착 부위에서 초음파 치료
- 수기치료를 통한 견봉하 활주 관절가동
- 극상근의 건 부착부에 대한 횡마찰마사지
- 흔히 C5/C6 분절의 병행 차단은 수기치료를 요한다.
- 극상근의 부착 부위에서 칸타리스 고약(cantharis plaster) 치료가 권장된다.

치료 효과: +++
주사치료 빈도: 최대 주 3회, 최대 12주
물리치료, 마찰마사지, 카이로프랙틱 치료, 투약

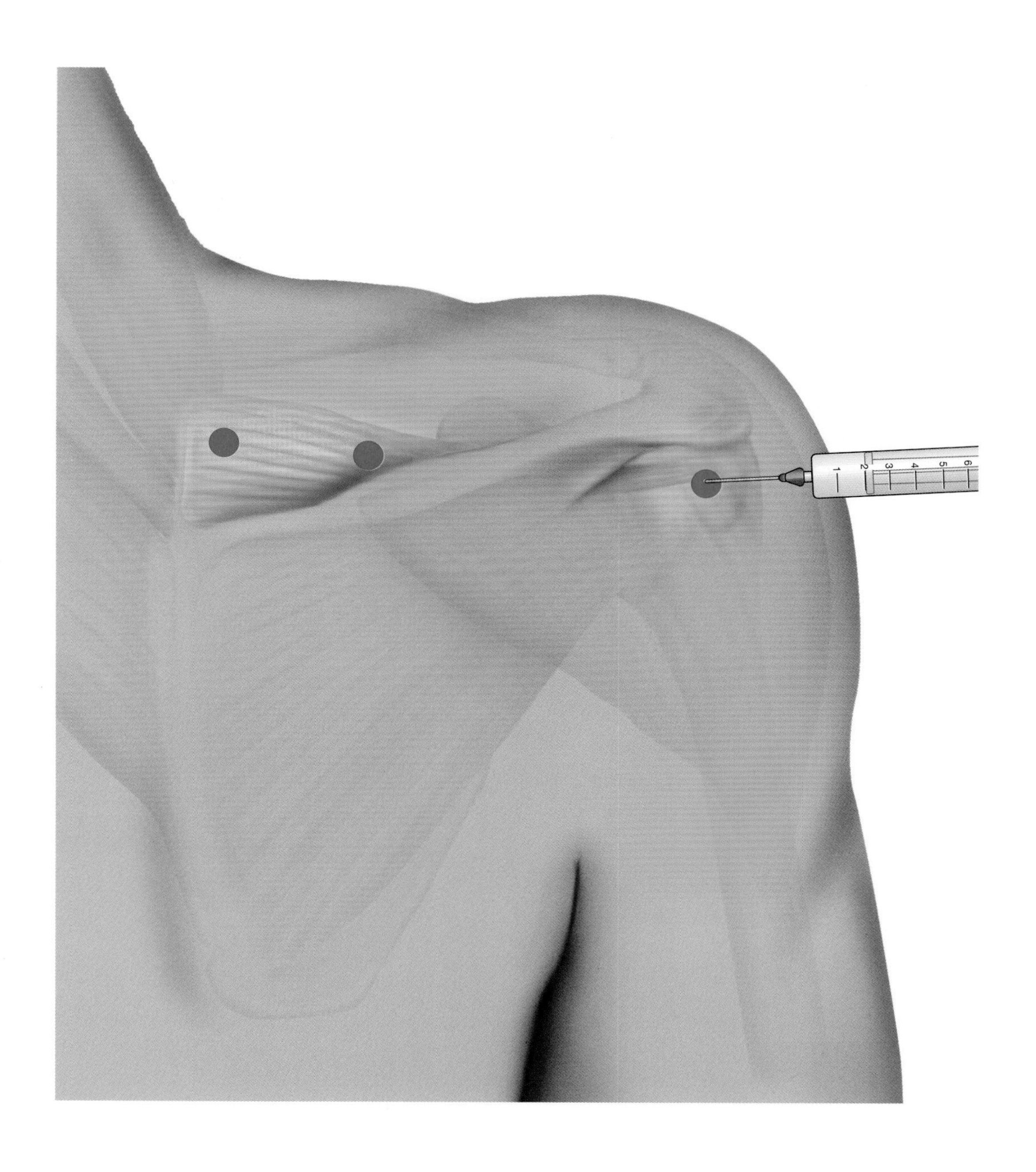

Primarily indicated injection points 주적응 주사점

Area of pain distribution 통증 분포 부위

극하근(Inpraspinatus)

적응증

- 극하근의 근육경화증과 통증 증후군
- 섬유성 어깨 경직
- 상완와관절증(omarthrosis)

감별진단

- 십이지장 장애의 연관통 증후군
- 견갑하근 경화의 경우에 투사되는 통증

재료

- 국소마취제: 3mL
- 바늘: 23G×60mm

기법

- 견갑골의 능선에서 촉진되는 뼈끝의 위치를 확인한다.
- 견갑골의 내측연에서 2손가락 너비에 2~3곳의 주사 부위가 위치한다. 각각의 부위에서 바늘을 1cm 전진시키고 국소마취제를 0.5mL 투여한다.
- 추가로 이차 주사 부위들이 상완골의 대결절 근육 부착 부위에, 그리고 후방으로 1손가락 너비 떨어져 견봉의 하방으로 있다. 각각의 부위에서 바늘을 수직으로 삽입하고 2cm 전진시켜 국소마취제를 0.5mL 주사한다.

위험

- 없음

병행 치료

- 극하근의 등척성후 이완(저항에 대항한 상완의 외회전을 통해 긴장시킨 후 수동적 내회전에 의한 관절가동)
- 작은 마사지 스틱(massage stick, 안마봉)을 사용한 마찰마사지
- 통증 부위에 대한 국소 뜸요법은 효과적이지만 참지 못할 정도로 고통스럽다고 인식하는 환자가 많다.
- 물리치료
- 의학적 운동치료

치료 효과: +++
주사치료 빈도: 주 2회, 최대 4주
등척성후 이완, 마찰마사지, 의학적 운동치료, 운동치료

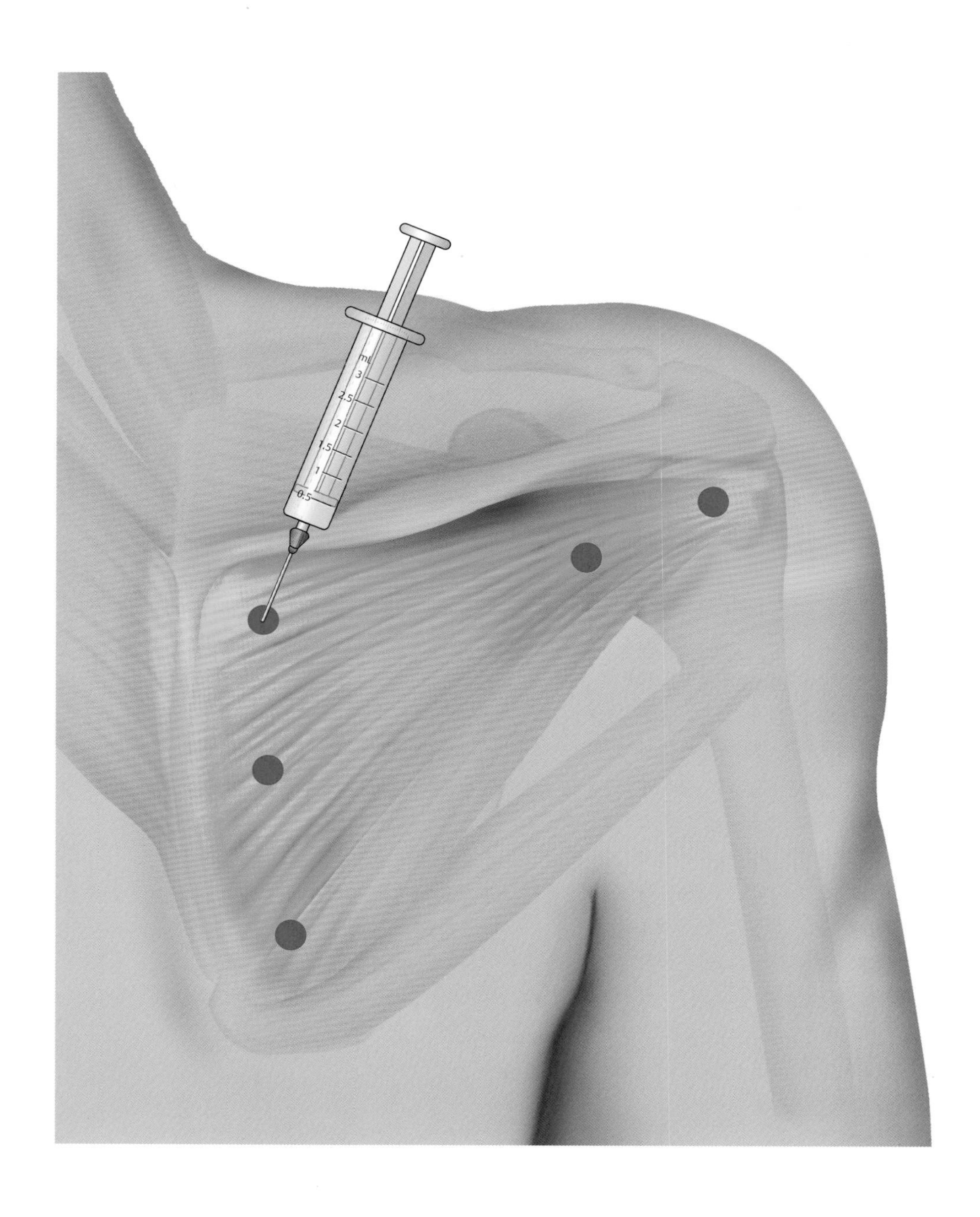

Primarily indicated injection points 주적응 주사점

Area of pain distribution 통증 분포 부위

상완이두근(Biceps Brachii)

적응증

- 상부 부착부에서 상완이두근의 부착부 건증과 하부 근건 접합부에서 근염
- 이두근 장두 건의 파열 후 통증 양상

감별진단

- 특히 C5/C6 장애로 인한 신경근 증상
- 액와신경혈관다발(axillary neurovascular bundle)의 구획 증후군

재료

- 국소마취제: 3mL
- 바늘: 23G×60mm

기법

- 앞쪽 겨드랑이 부위에서 오훼돌기의 위치를 확인한다. 이 돌기는 쉽게 촉진되고 대개 압력에 민감하다. 첫 번째 주사는 오훼돌기의 하연에서 외측으로 한다. 바늘을 수직으로 삽입하고 2cm 전진시켜 국소마취제를 0.5mL 주사한다.
- 두 번째 주사 부위는 상완골의 근위부에 위치한다. 이두근구(bicipital groove)의 전방면은 팔을 약간 내/외회전시켜 위치를 확인할 수 있다. 여기서 바늘을 삽입하고 뼈에 닿을 때까지 전진시킨다. 바늘을 1~2mm 후퇴시킨 후, 국소마취제를 0.5mL 주사한다. 중간 주사 부위들은 상완이두근의 중앙 근복에 위치한다. 1.5cm 깊이에서 국소마취제 0.5mL를 내측 및 외측 근복에 투여한다.
- 원위 주사 부위는 가늘어진 근건 접합부 부위에 위치한다. 여전히 근육 측면에서 대략 손끝만한 크기로 압력에 민감한 뚜렷한 통증 부위를 찾을 수 있다. 여기서 바늘을 수직으로 삽입하고 1cm 전진시켜 국소마취제를 1mL 주사한다.

위험

- 내측 및 원위 주사 부위에서 요측피정맥(cephalic vein)으로 우연한 주사가 가능하다. 삽입의 깊이를 준수하면 추가로 위험은 없다.

병행 치료

- 근위부로 건골막 접합부에서 음파영동
- 근육을 위한 지속적 긴장 운동
- 원위 근건 접합부에서 냉동 마찰마사지

치료 효과: +
주사치료 빈도: 주 2회, 최대 4주
물리치료, 마찰마사지, 의학적 운동치료

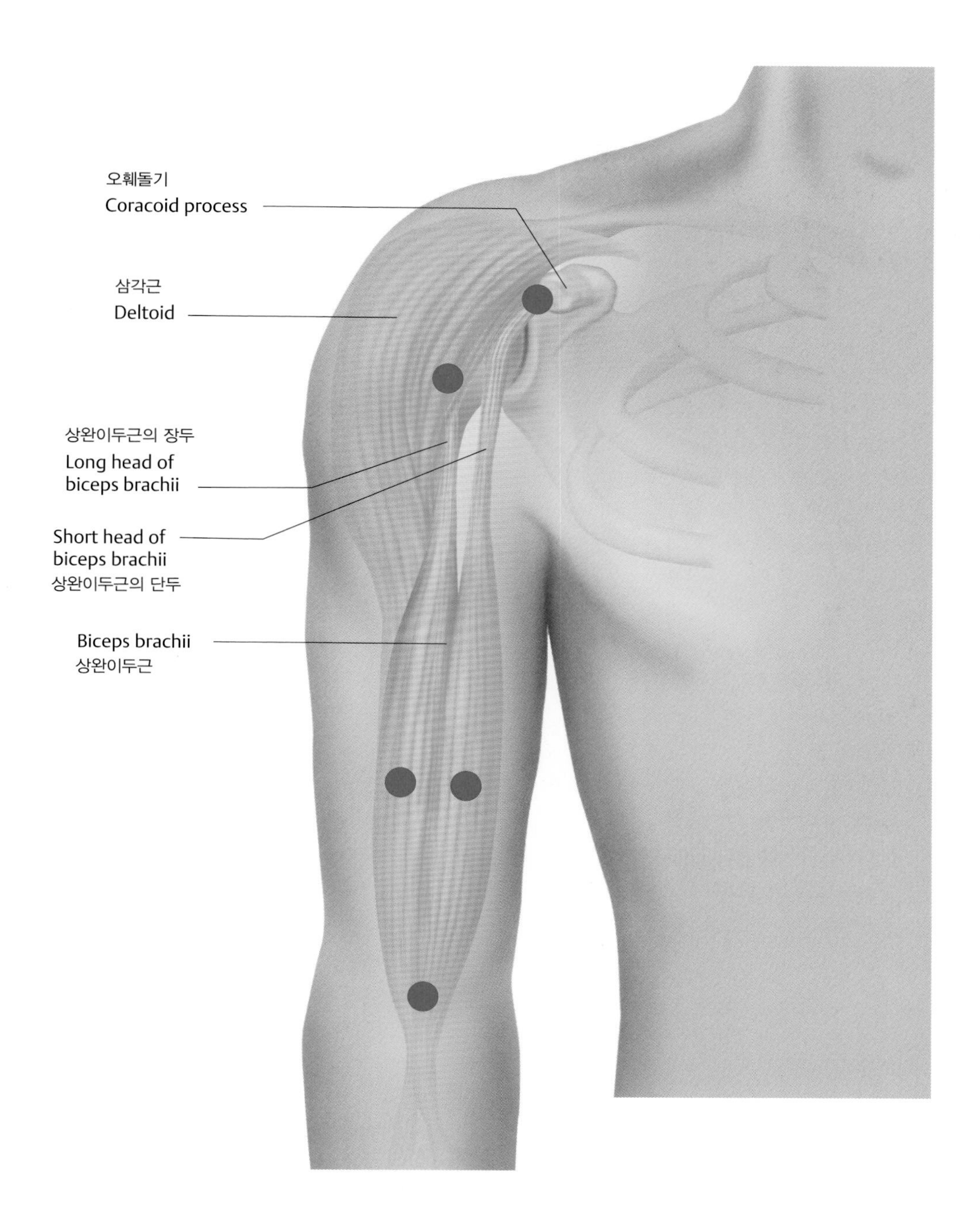

Primarily indicated injection points 주적응 주사점

Area of pain distribution 통증 분포 부위

상완삼두근(Triceps Brachii)

적응증

- 일반적으로 상완 후방 부위에서 비특이적 통증
- 팔꿈치 부위의 방사통으로, 국소화하기 어렵고 흔히 테니스 엘보로 오진되는 통증. 저항에 대항한 신전과 주두(olecranon) 근위부에서 뚜렷한 압력 민감도가 적응증이다.
- 주두의 만성 점액낭염(bursitis)인 경우에 보조치료
- 팔꿈치 관절증의 경우에 보조치료

감별진단

- T1에서 방사되는 신경근통
- 경흉추 접합부에서 늑추관절 폐쇄

재료

- 국소마취제: 2~4mL
- 바늘: 27G×20mm

기법

- 상완삼두근의 원위 부착부를 엄지와 검지 사이로 고정시키면서 환자의 팔꿈치를 약간 굴곡시킨다. 촉진되는 주두의 바로 근위부에 바늘을 삽입하고 0.5cm 전진시켜 국소마취제를 0.5mL 주사한다.
- 두 번째 주사 부위는 첫 번째 부위에서 상방으로 4cm 떨어져 상완삼두근의 후방 정중선상에 위치한다. 이곳은 근건 접합부이다. 바늘을 0.5cm 전진시키고 국소마취제를 0.5~1mL 주사한다.
- 근위 주사 부위들은 두 번째 부위에서 3cm 더 근위부로 올라가서 각각 내측 및 외측으로 1cm 벗어나 상완삼두근의 장두와 외측두의 근복 위에 위치한다. 바늘을 1cm 전진시키고 국소마취제를 0.5mL 주사한다.

병행 치료

- 과상부(supracondyle) 지지 테이핑 요법
- 물리치료의 일부로 견인과 신전
- 횡마찰마사지

치료 효과: ++
주사치료 빈도: 주 2회, 최대 6주
운동치료, 마찰마사지, 정형 기술

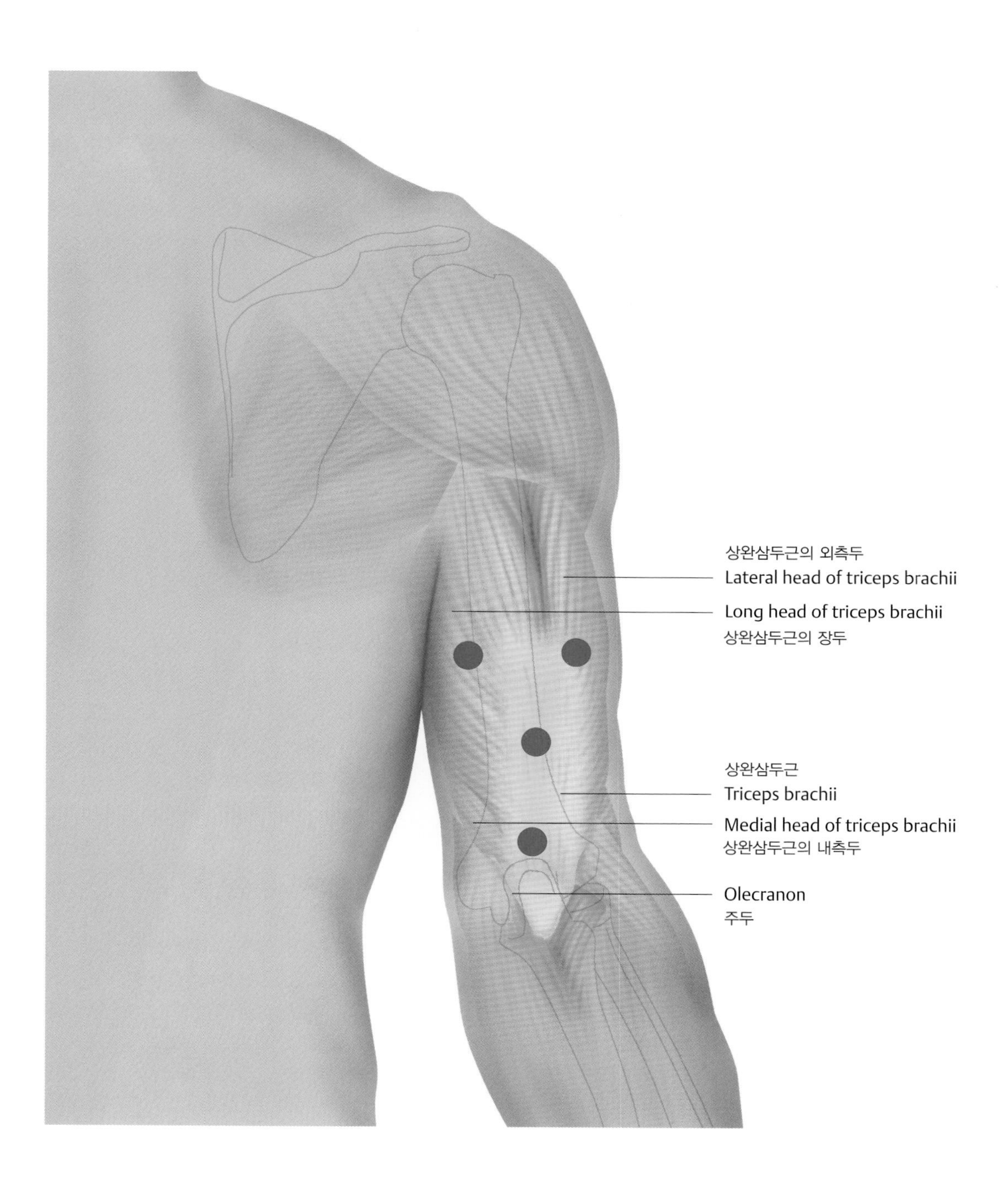

Primarily indicated injection points 주적응 주사점

Area of pain distribution 통증 분포 부위

회외근(Supinator)

적응증

- 회외근 구획 증후군
- 상완척골 관절증
- 염증성 팔꿈치 질환

감별진단

- 상과염
- 요골 측부인대의 장애, C8 분절의 신경근 증상

재료

- 국소마취제: 2mL
- 바늘: 23G×60mm

기법

- 환자의 팔꿈치를 회외시키고 약간 굴곡시킨 상태에서 바늘을 팔오금(elbow crease)에서 원위부로 2cm 떨어진 곳에 삽입한다. 외측 근복을 엄지와 검지 사이로 고정시킨다. 바늘을 뼈에 닿을 때까지 전진시킨다. 바늘을 0.5cm 후퇴시킨 후, 국소마취제를 1~2mL 주사한다.

위험

- 바늘을 너무 원위부로 삽입하면, 요골동맥을 손상시킬 수도 있다.
- 사전에 뼈와 접촉시키지 않으면, 요골신경의 천층 분지로 우연한 전도 마취가 일어날 수도 있다.

병행 치료

- 수기치료를 통한 상완요골관절의 가동
- 마사지 스틱을 거의 사용하지 않으면서 하는 냉동 마찰마사지 형태의 횡마찰마사지

치료 효과: ++
주사치료 빈도: 주 2회, 최대 6주
수기 관절가동, 마찰마사지

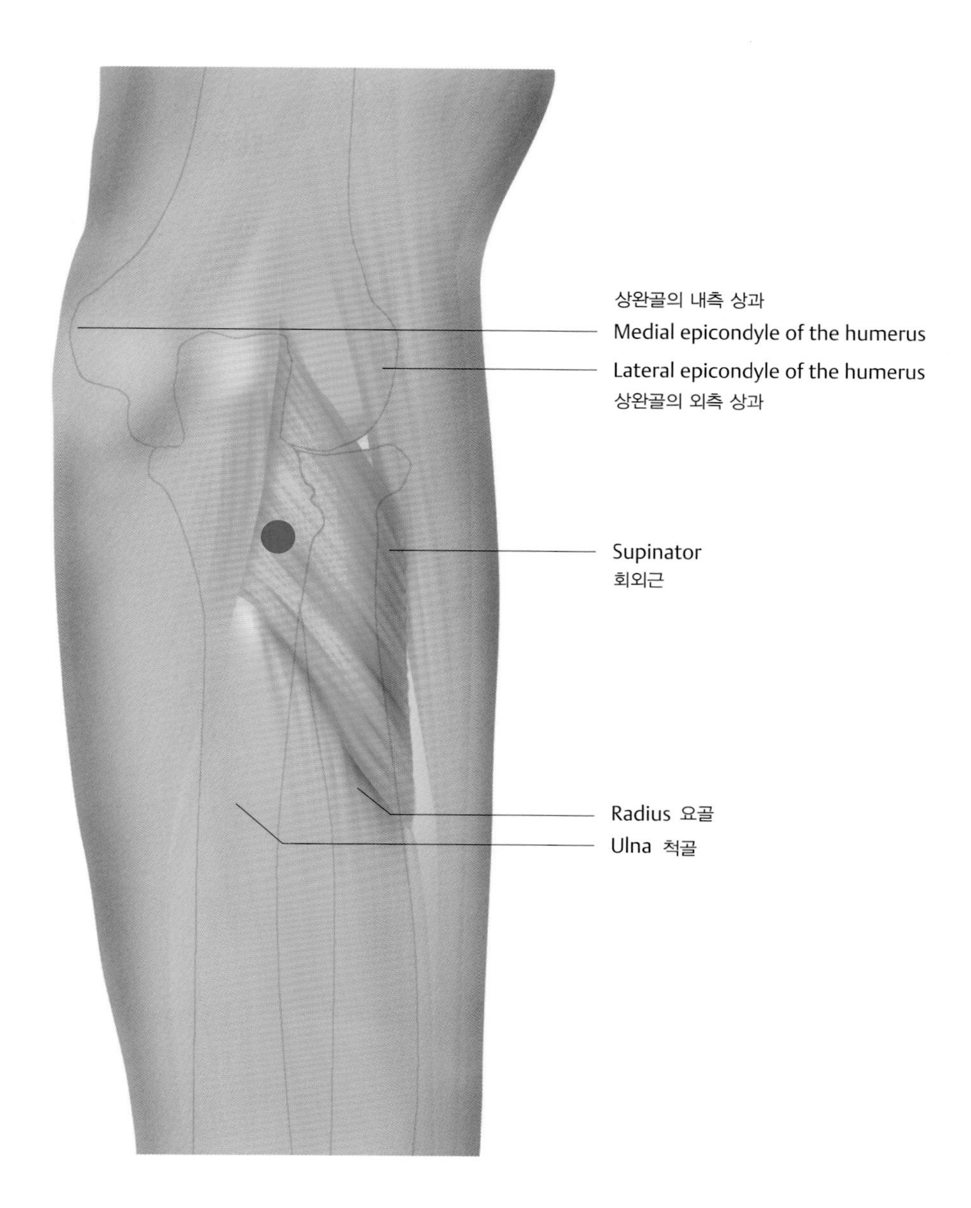

● Primarily indicated injection points 주적응 주사점

■ Area of pain distribution 통증 분포 부위

방아쇠 수지(Trigger Finger)

적응증

- 대개 2번째, 3번째 및 4번째 손가락에서 손가락을 펼 때 방아쇠를 당기듯 걸렸다가 딱 하고 풀리는 특유의 방아쇠 현상이 있다. 이렇게 손가락에 통증을 일으키는 신전 차단은 중수수지관절에 위치한다.

감별진단

- 특유의 방아쇠 증상이 있다면 특별히 감별해야 할 질환은 없음.

재료

- 국소마취제: 1mL
- 바늘: 27G×20mm

기법

- 굵근 건의 결절성 및 방추성 비대는 대개 촉진하기 쉽다.
- 비대 부위의 위치를 확인한 후, 바늘의 각도를 낮춰 누여 삽입하고 주사액 0.5mL를 건의 우측과 좌측에서 건 옆으로 건초(tendon sheath)에 주사한다.

위험

- 총장지신경(common palmar digital nerve)을 마취할 위험이 있다.
- 바늘을 너무 근위부로 삽입하면 국소마취제가 천장동맥궁(superficial palmar arch)으로 주사될 수도 있으므로, 주사에 앞서 흡인이 필요하다.

병행 치료

- 머드 치료 형태의 일반 기능적 치료, 전완 후방 부목의 일시적인 착용
- 필요시 저용량 코르티코스테로이드의 단회 투여
- 지속성 증례에서 수술적 치료

치료 효과: +
주사치료 빈도: 주 1회, 최대 4주
운동치료, 정형 기술, 투약

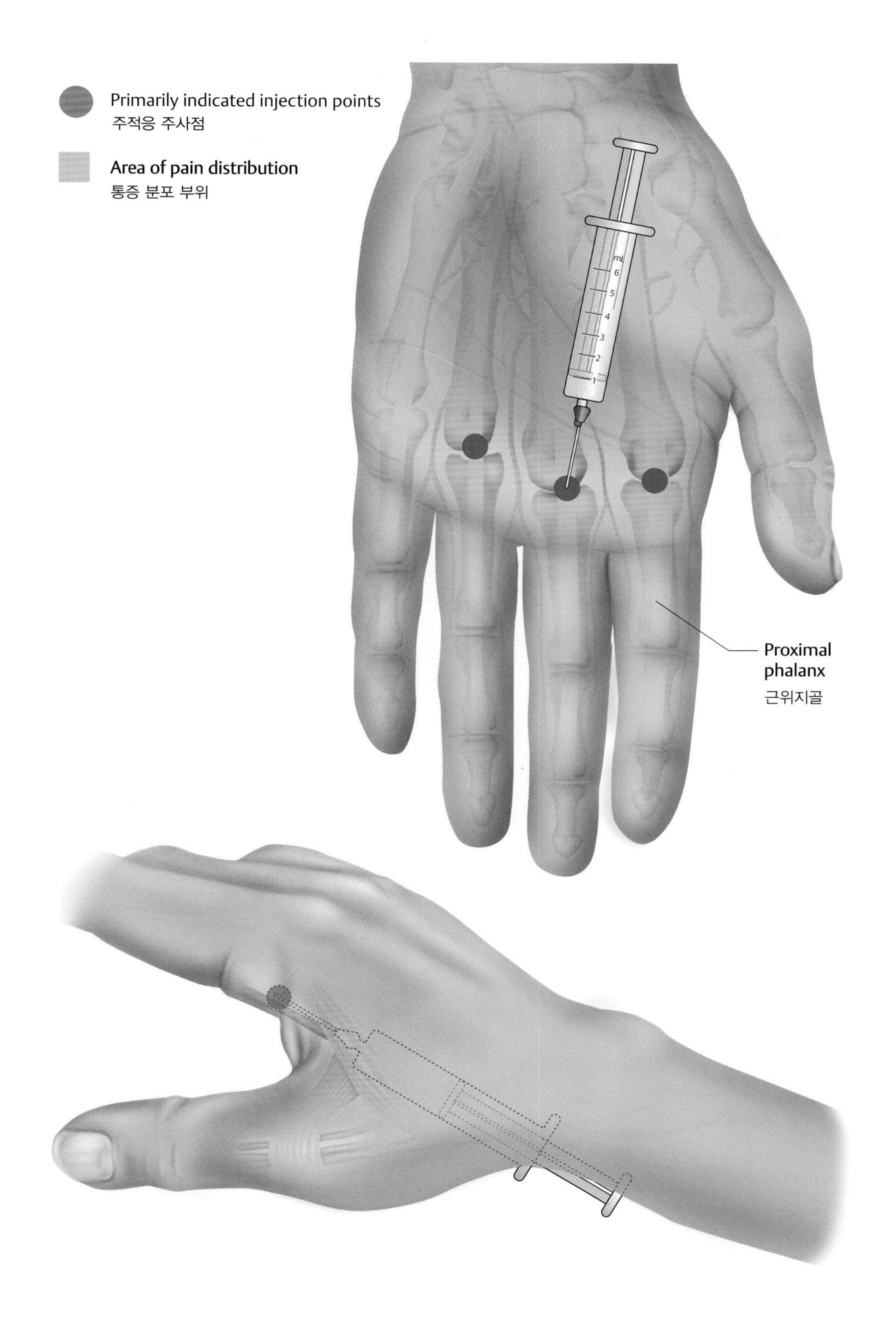
Primarily indicated injection points
주적응 주사점
Area of pain distribution
통증 분포 부위
mL
6
5
4
3
2
1
Proximal
phalanx
근위지골

요골 경상돌기 부위의 통증 (Pain in the Area of the Radial Styloid Process)

적응증

- 요측수근신근과 요측수근굴근의 부착부에서 뚜렷한 건증
- 손목의 관절증

감별진단

- 드퀘르벵 건초염(De Quervain tenosynovitis), 핀켈슈타인 검사(Finkelstein test) 결과 음성
- 상완요골근의 부착부 건염

재료

- 국소마취제: 0.5~1mL
- 바늘: 27G×20mm

기법

- 주사 부위는 경상돌기의 끝에서 압력에 민감한 지점 바로 위에 위치한다.
- 바늘을 수직으로 삽입하고 뼈에 닿을 때까지 전진시킨다. 소량의 주사액들을 부채꼴 형태로 투여한다.

위험

- 요골동맥을 천자할 위험이 있으므로, 주사에 앞서 흡인과 바늘의 뼈 접촉이 필요하다.

병행 치료

- 냉동요법, 지지 테이핑 요법, 전완 부목을 통한 고정
- 골막 마사지

치료 효과: ++
주사치료 빈도: 주 2회, 최대 6주
물리치료, 정형 기술, 마사지, 투약

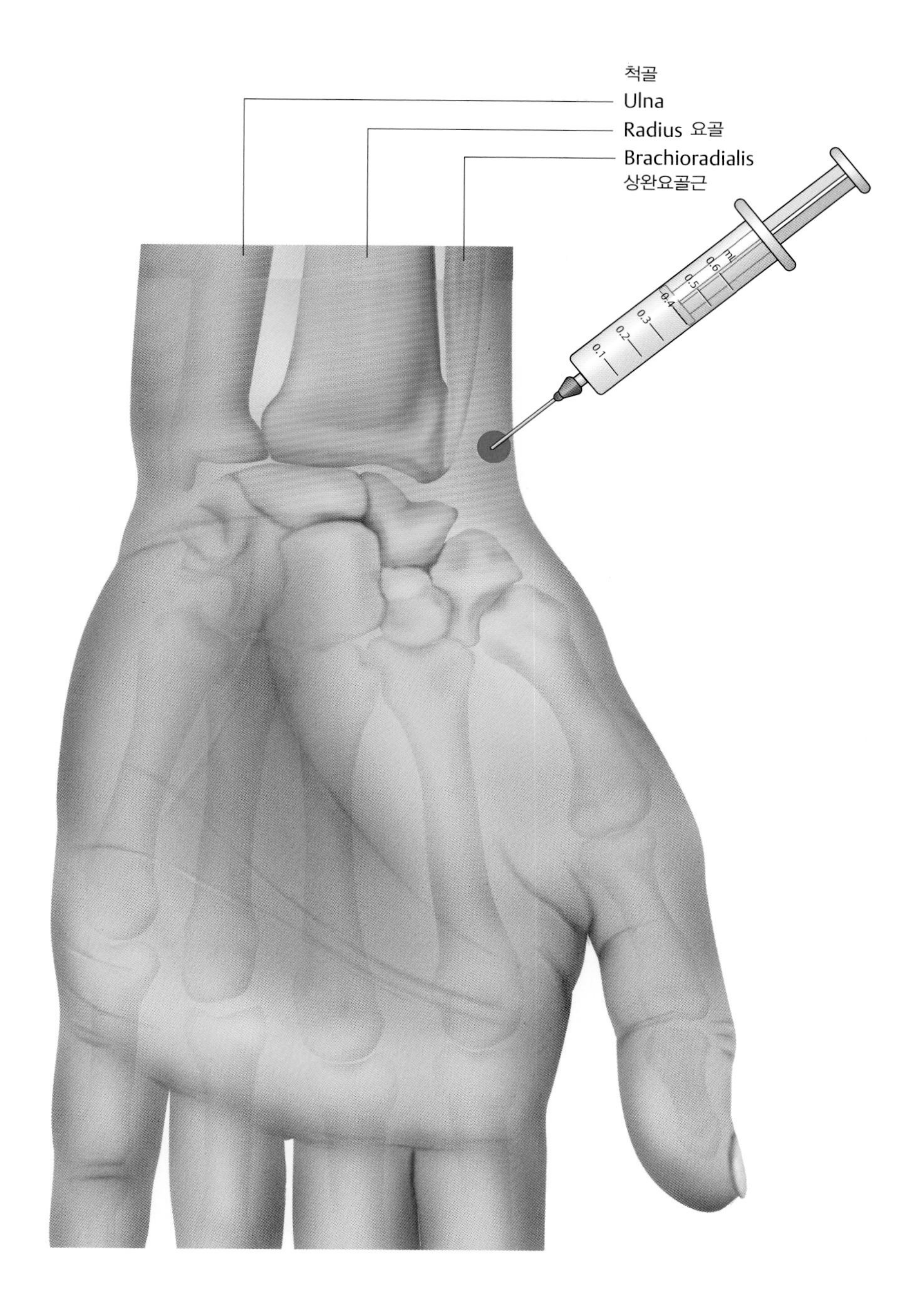

Primarily indicated injection points 주적응 주사점

Area of pain distribution 통증 분포 부위

척골 경상돌기 부위의 통증
(Pain in the Area of the Ulnar Styloid Process)

적응증

- 척측수근신근과 척측수근굴근의 부착부에서 뚜렷한 건증
- 전완 및 손목 골절로 인한 장애
- 수근골의 괴사로 인한 통증
- 손목의 관절증

감별진단

- 기용관(Guyon canal, 척골관) 부위의 압박 증후군

재료

- 국소마취제: 0.5~1mL
- 바늘: 27G×20mm

기법

- 바늘을 통증 지점 바로 위에 삽입하고 뼈에 닿을 때까지 전진시킨다.
- 소량의 주사액들을 통증의 중심부 주위에 부채꼴 형태로 투여한다.

위험

- 바늘을 너무 손바닥 쪽으로 전진시키면, 척골 신경이 마취되고 척골동맥이 천자될 수도 있다. 바늘 끝을 바로 뼈로 전진시켜 이러한 위험을 피한다.

병행 치료

- 반복 냉동요법
- 근위부로 지지 테이핑 요법, 칸타리스 고약(cantharis plaster)
- 골막 마사지

치료 효과: ++
주사치료 빈도: 주 2회, 최대 6주
물리치료, 정형 기술, 마사지, 투약

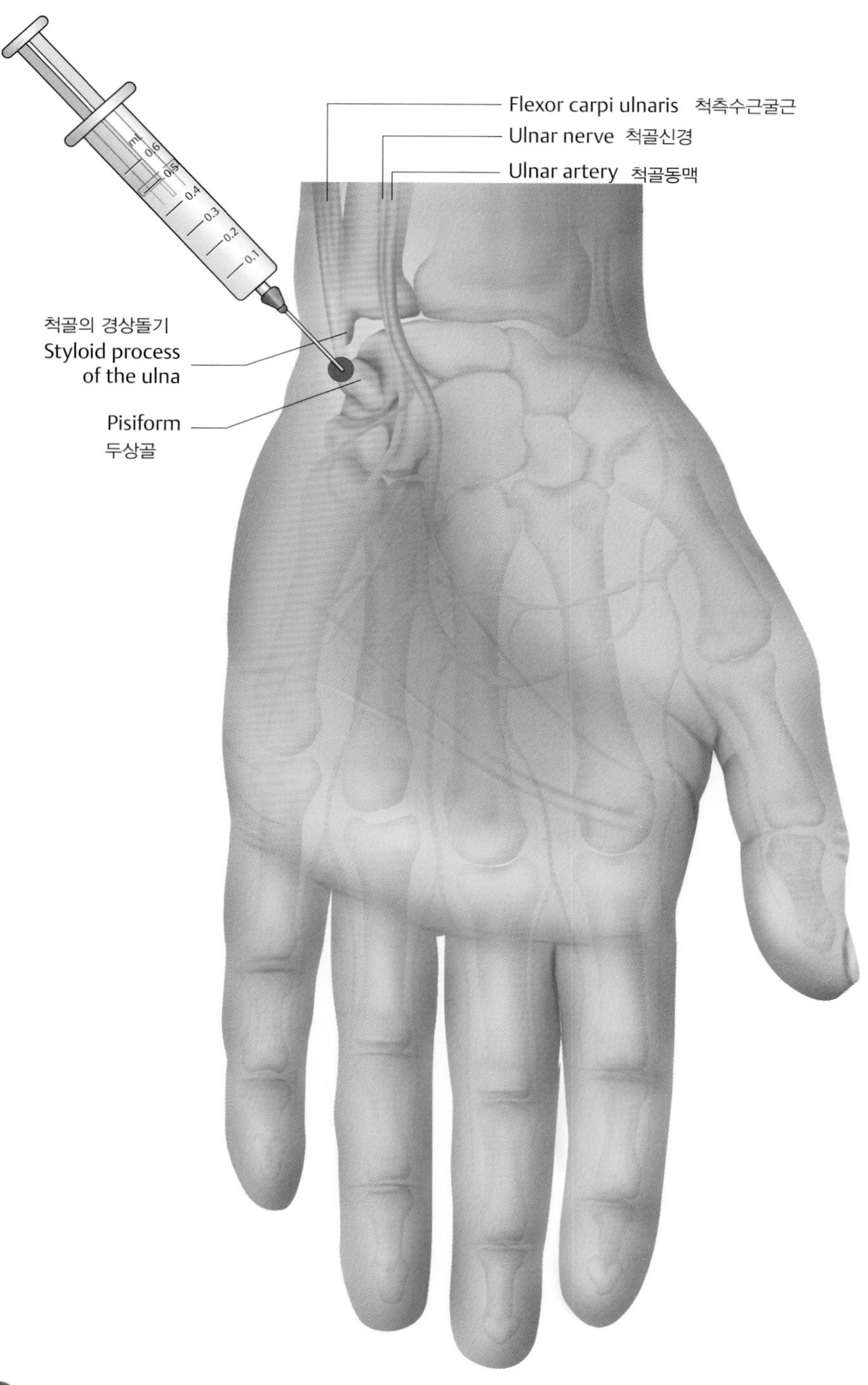

Primarily indicated injection points 주적응 주사점

Area of pain distribution 통증 분포 부위

협착성 건초염(Tenosynovitis Stenosans)

적응증

- 무지외전근과 무지신근의 부위에서 건초의 염증
- 드퀘르벵 건초염(De Quervain tenosynovitis)
- 근위 손목의 관절통
- 대장경(大腸經: 양계[陽谿, LI5])에 대한 침술과 아울러 폐경(肺經, 태연[太淵, LU9])에 대한 보법(補法, tonification) 자침 형태의 보조치료

감별진단

- 손목의 관절염
- 수근골 골절
- 주상골(navicular bone)의 골절 후 월상골(lunate bone)의 괴사와 가관절증(pseudoarthrosis)
- 사각근과 상완요골근 내의 변화에서 기원하는 원위 간섭장(interference field) 형태의 방사통

재료

- 국소마취제: 3mL
- 바늘: 27G×20mm

기법

- 원위 주사 부위는 제1중수골과 근위지골(첫마디뼈)의 경계에 위치한다. 여기가 단무지신근이 부착되는 곳이다. 엄지를 굴곡시키면 뼈의 융기가 매우 두드러진다. 저항에 대항해 엄지를 외전시키면서, 건의 주행경로에 접근할 수 있다. 바늘을 뼈에 닿을 때까지 전진시키고 주사제를 0.5mL 투여한다.
- 엄지를 외전시키면서, 근위 주사 부위의 위치를 확인한다. 그러면 손목에서 장/단무지외전근 사이에서 오목한 곳을 찾을 수 있다. 첫 번째 신근 건 구획에서 현저히 더 강한 가닥에 국소마취제를 주사한다. 지지대(retinaculum)가 팔찌처럼 손목을 둘러싼다. 바늘을 손목으로 향하게 한 채, 지지대 아래에서 돌출된 건의 양측에 삽입한다. 국소마취제의 추가 주사는 지지대를 통과해 장무지신근 건에 그리고 1cm 근위부로 단무지신근의 근건 접합부에 한다. 여기서는 바늘을 뼈에 닿을 때까지 전진시킬 수 있고 주사에 앞서 2~3mm 후퇴시킨다.

위험

- 요골동맥의 손상 위험이 있으므로, 사전 흡인이 필수적이다. 혈액이 흡인되면 절대 주사액을 투여해서는 안 된다.
- 요골신경의 천층분지가 마취되어 엄지 부위의 무감각을 동반할 위험이 있다.
- 적절한 위생 지침을 무시하면 우연한 관절강내 주사로 인해 관절의 감염이 초래될 수도 있으므로, 무균관리에 면밀한 주의를 기울여야 한다.

병행 치료

- 추가 경피 신경자극(경피전기신경자극)
- 국소 냉동요법과 함께 항염제 도포 밀봉 또는 지지붕대, 단기적 부목 고정
- 장무지신근과 단무지신근에 대한 등척성후 이완기법
- 필요시 수술적 치료

치료 효과: +++
주사치료 빈도: 주 2~3회, 최대 6주
경피전기신경자극, 투약, 정형 기술, 등척성후 이완, 운동치료, 수술적 치료

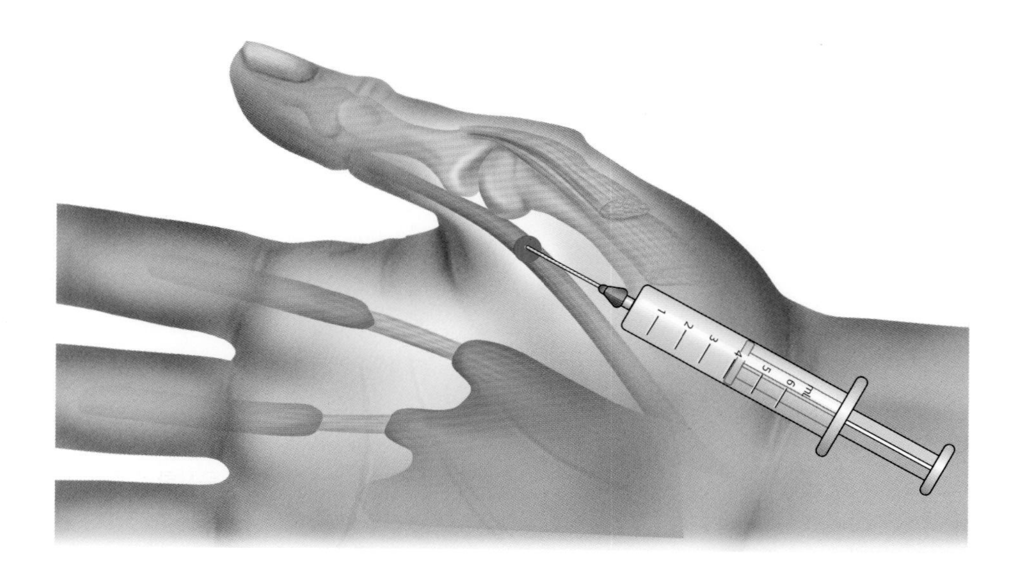

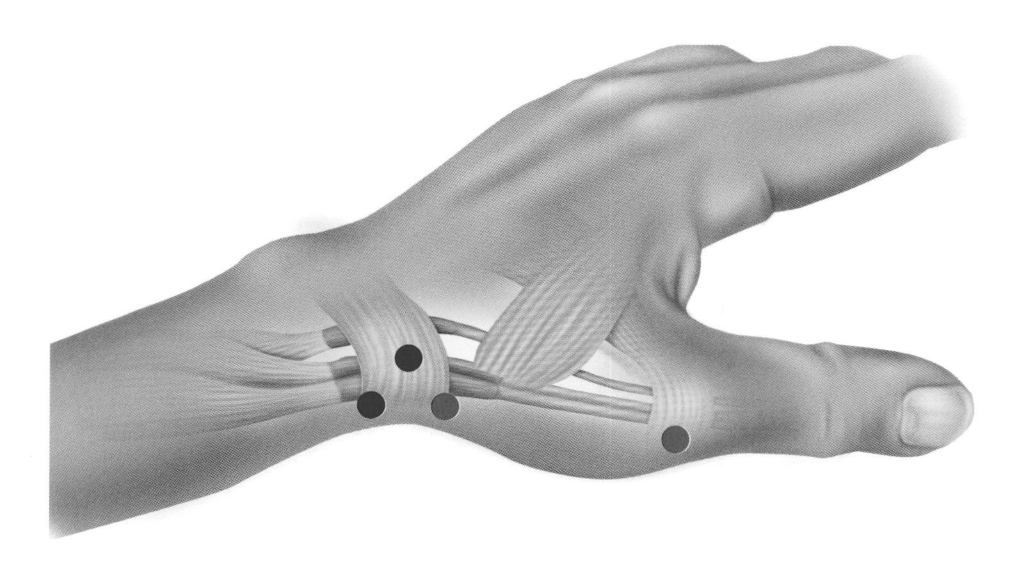

Primarily indicated injection points 주적응 주사점

Complementary point 보완 주사점

■ 신경을 통한 치료

견갑상신경(Suprascapular Nerve)

적응증

- 치료 저항성인 어깨관절, 견쇄관절 및 견봉하 부위의 만성 통증 증후군
- 견갑상신경의 구획 증후군

감별진단

- 신경근 C4/5 증후군
- 사각근 구획 증후군
- 견쇄관절 내의 염증성 변화
- 견봉하 점액낭의 염증

재료

- 국소마취제: 4mL
- 바늘: 21G×80mm

기법

- 환자가 가슴 앞쪽으로 팔짱을 끼고 앉아 있는 상태에서, 견갑골의 능선을 따라 선을 그린다. 극돌기들과 평행으로 첫 번째 선을 이등분하는 수직선을 그린다. 삽입 부위는 그 교차점에서 외측 및 상방으로 2cm 떨어진 곳에 위치한다. 삽입 시 바늘의 각도는 약간 내미측으로 향한다.
- 바늘을 5~7cm 전진시킨다. 절흔까지 줄곧 바늘의 끝으로 뼈를 주의해서 찾을 수 있다.

위험

- 바늘을 과도하게 전진시키면 드물지만 기흉이 발생 가능하므로, 바늘의 삽입 깊이를 준수해야 한다.
- 주의: 견갑하신경이 완전히 마취되면, 극상근과 극하근이 기능하지 못한다. 국소마취제의 효과가 지속되는 동안, 이는 외전 및 외회전과 관련해 부분 마비를 초래한다.

병행 치료

- 특히 동결견의 경우에 마취의 효과가 나타나면 어깨관절의 운동을 해야 한다.
- 만성 신경통의 경우에 비타민 B 복합 치료
- 경피전기신경자극
- 수기 관절가동

치료 효과: +++
주사치료 빈도: 처음에 매일, 나중에 주 2회, 최대 12주
운동치료, 투약, 수기 관절가동, 경피전기신경자극

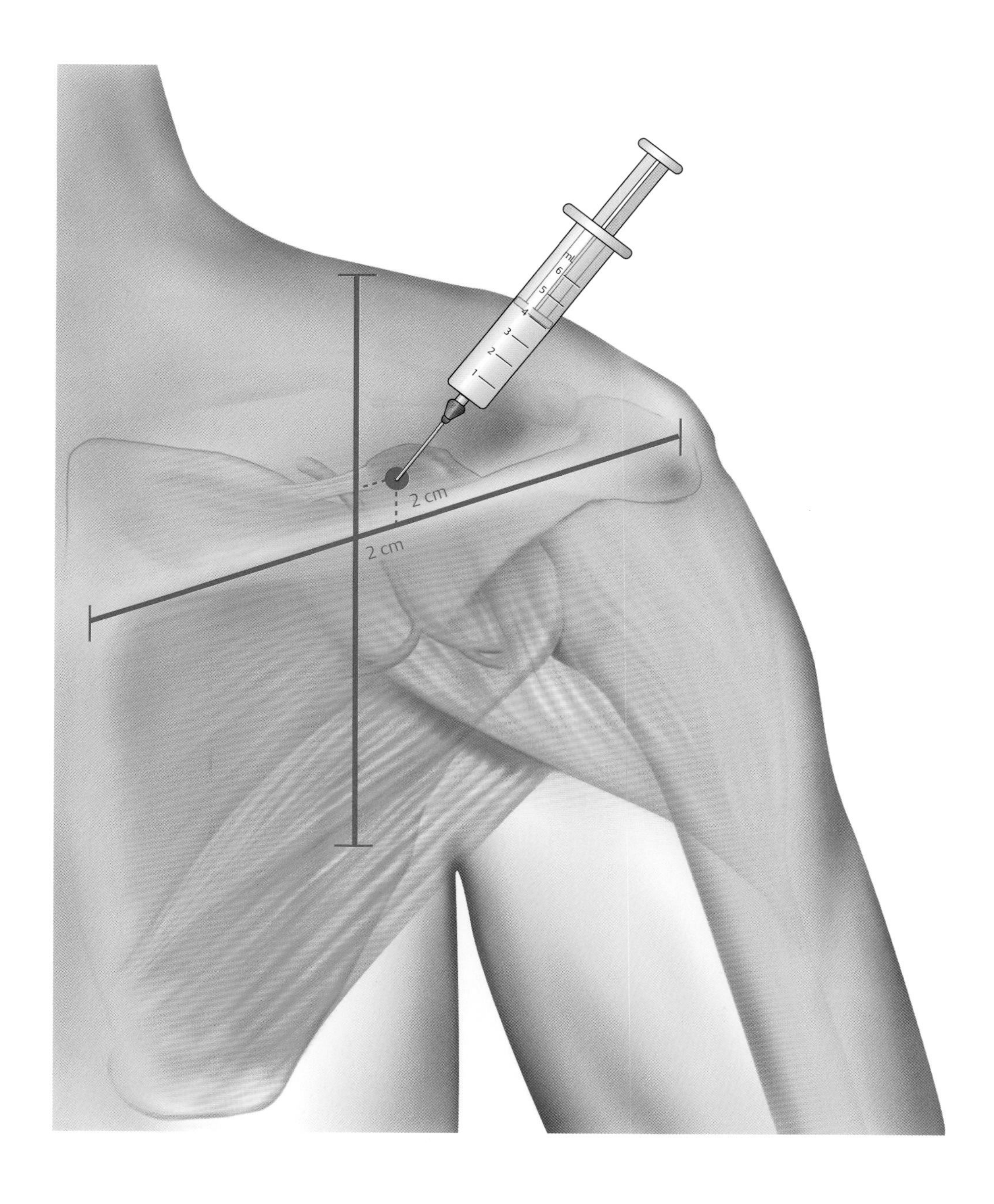

Primarily indicated injection points 주적응 주사점

Area of pain distribution 통증 분포 부위

정중신경(Median Nerve)

적응증

- 수근관 증후군(Carpal tunnel syndrome)

감별진단

- 굴근 건의 염증
- 월상골의 괴사
- 손목의 관절증
- 신경근 C5/C6 증후군

재료

- 국소마취제: 2mL
- 바늘: 27G×20mm

기법

- 주먹을 쥐고 손목을 앞으로 꺾은 상태에서 바늘을 삽입한다. 삽입 부위는 장장근의 잘 보이는 건에서 요측이다.
- 바늘의 각도를 아주 낮춰 횡으로 삽입하고 비교적 멀리 1~1.5cm 전진시킨다. 주사 중에 흔히 감각 이상이 유발된다. 국소마취제를 1~2mL 투여한다.

위험

- 표준 지침을 준수하면 없음

병행 치료

- 팔을 중립 자세로 둔 채 전완 후방 부목의 착용
- 비타민 B 보충제의 투여
- 전신 부종을 억제하는 치료
- 지속성인 경우에 신경박리술(neurolysis)과 횡수근인대(transverse carpal ligament) 절개 같은 수술적 치료

치료 효과: +++
주사치료 빈도: 주 1~2회, 최대 6개월
정형 기술, 투약, 수술적 치료

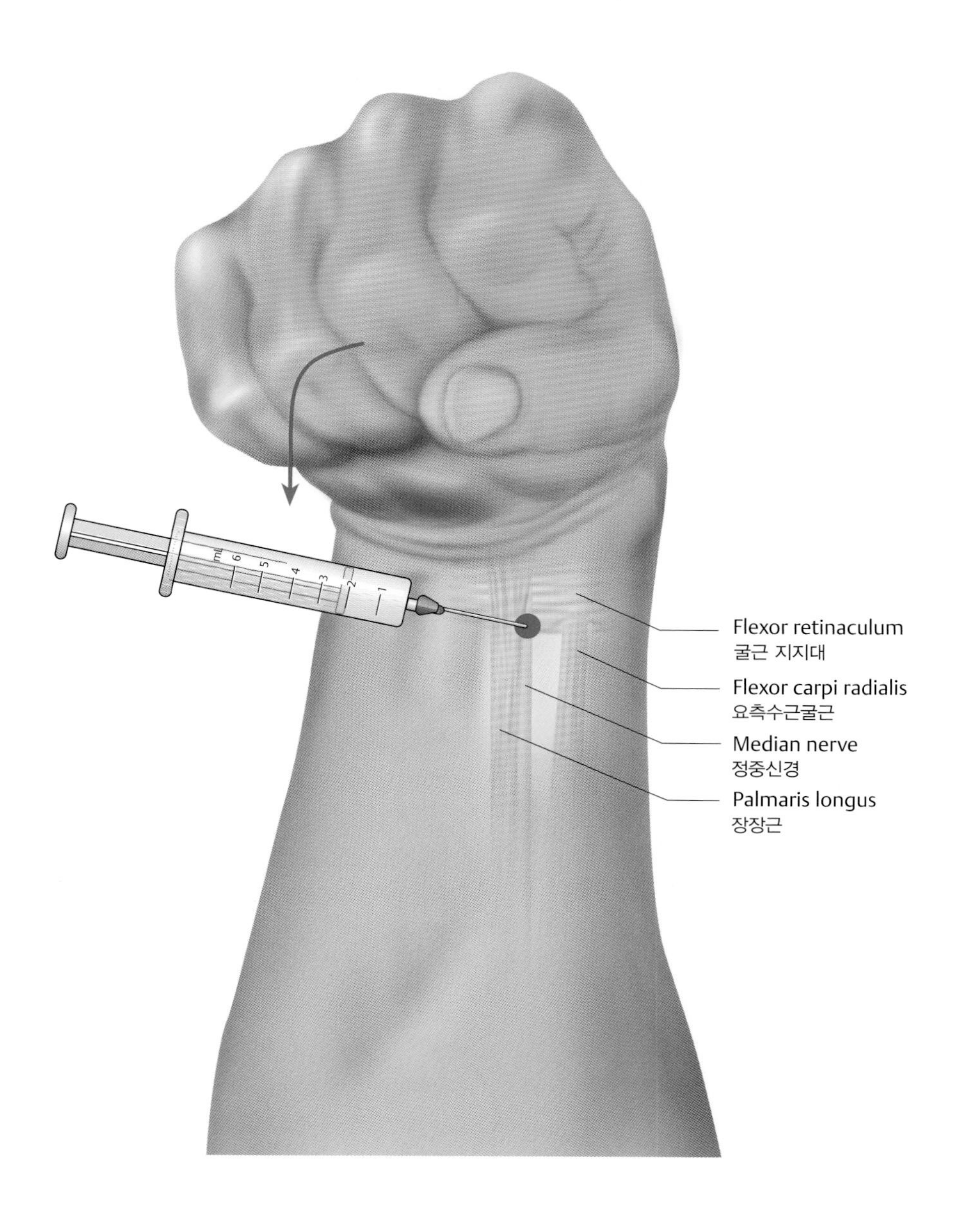

Primarily indicated injection points 주적응 주사점

Area of pain distribution 통증 분포 부위

■ 관절강내 치료

어깨관절(Shoulder Joint)
: 상완와관절(Glenohumeral Joint)

적응증

- 특발성 또는 외상후 관절염
- 관절낭염
- 동결견

재료

- 국소마취제: 10mL
- 바늘: 20G×70mm

기법

- 바늘을 어깨의 후방면에서 삽입한다. 부위를 확인하기 위해 환자를 앉혀 팔을 늘어뜨리고 팔꿈치를 구부려 전완을 배의 앞쪽에 두게 한다. 시술자가 주사기를 잡지 않은 손의 엄지손가락으로 후방에서 견봉 각의 모서리를 촉진한다. 집게손가락으로는 전방에서 오훼돌기를 촉진하고 손가락을 그 끝에 둔다.
- 바늘을 엄지손가락 표시점 1cm 하방에서 삽입하고 바늘 끝을 집게손가락 쪽으로 향하게 한다.
- 바늘이 올바로 관절강내에 삽입되면 주사가 부드럽게 압력 없이 이루어질 수 있다. 주사 중 압력의 증가는 잘못된 바늘 거치를 시사한다.

위험

- 바늘을 너무 깊이 그리고 너무 내측으로 삽입하면, 액와동맥으로 주사되고 액와신경총이 마취될 위험이 있다. 그러므로 바늘을 오훼돌기의 끝에 있는 집게손가락 쪽으로 삽입하고 주사에 앞서 흡인을 시행하는 것이 중요하다.

병행 치료

- 수기 견인 관절가동
- 냉동요법
- 팔을 외전 자세로 잡기
- 전신 효과 비스테로이드성 항류마티스제의 투여

치료 효과: +++
주사치료 빈도: 주 1~2회
물리치료, 운동치료

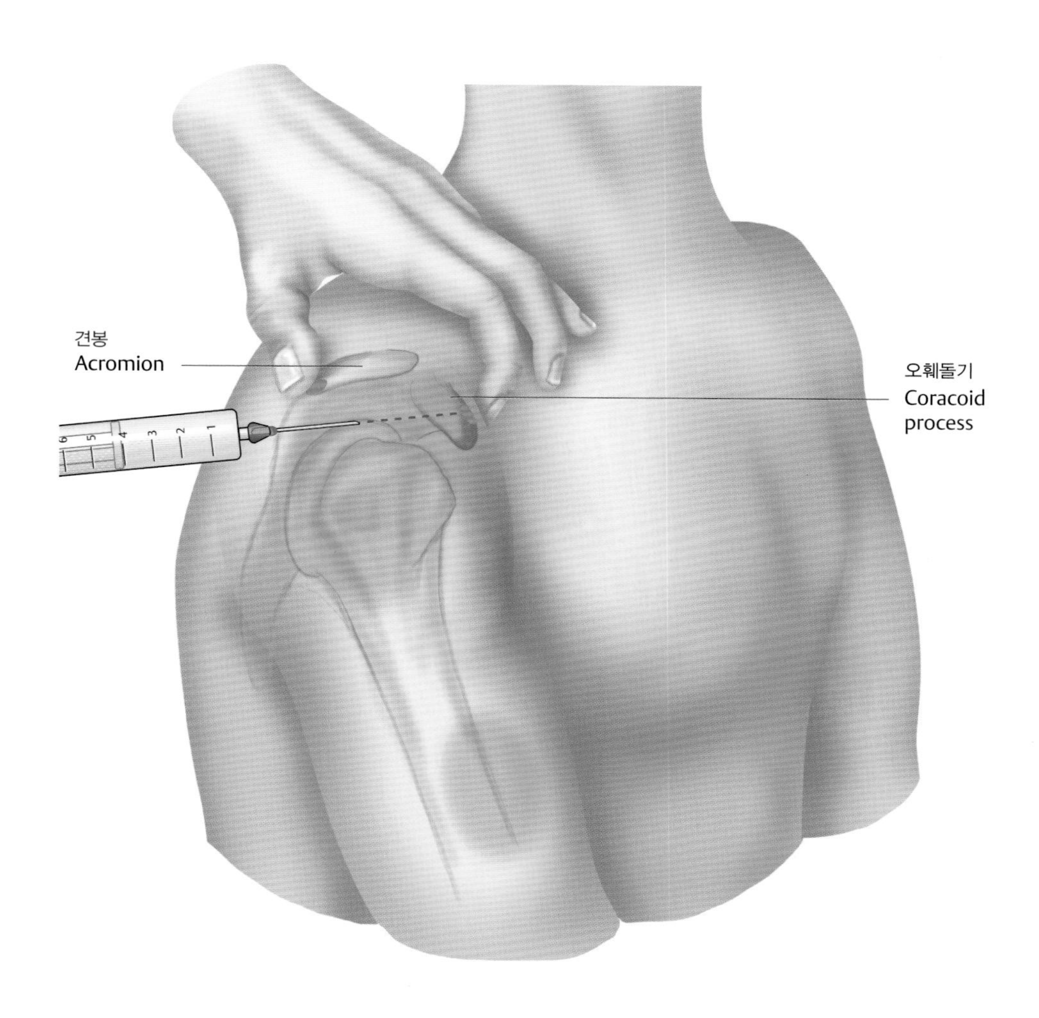
견봉
Acromion
오훼돌기
Coracoid
process

팔꿈치관절(Elbow Joint)
: 상완요골관절/상완척골관절
(Humeroradial/Humeroulnar Joint)

적응증

- 관절염
- 퇴행성 변화
- 팔꿈치관절의 부분 경직

감별진단

- 외측 상과염
- 회외근 구획 증후군
- 관절내 유리체

재료

- 국소마취제: 2mL
- 바늘: 23G×30mm

기법

- 환자를 앉히고 팔꿈치를 90도 각도로 구부리게 한다. 전완을 90도 회내시켜 지지대에 얹힌다. 요골의 외측 골두를 촉진한다. 촉진하는 손가락 밑으로 전완을 수동적으로 회내 및 회외시켜 소견을 확진하는데, 그러면 회전하는 요골두를 느낄 수 있다.
- 측방으로부터 바늘을 수직으로 삽입하고 상완골의 내측 상과 쪽으로 전진시킨다.
- 바늘을 전진시키면 관절낭을 뚫을 때 저항이 느껴진다. 압력 없이 부드러운 주사가 이루어지면 바늘이 올바로 관절강내에 거치된 것을 시사한다.

위험

- 없음

병행 치료

- 수기 관절가동
- 국소 냉동요법
- 상완/전완 후방 부목의 착용을 통한 단기 고정

치료 효과: ++
주사치료 빈도: 주 1회
물리치료, 경피전기신경자극, 정형 기술

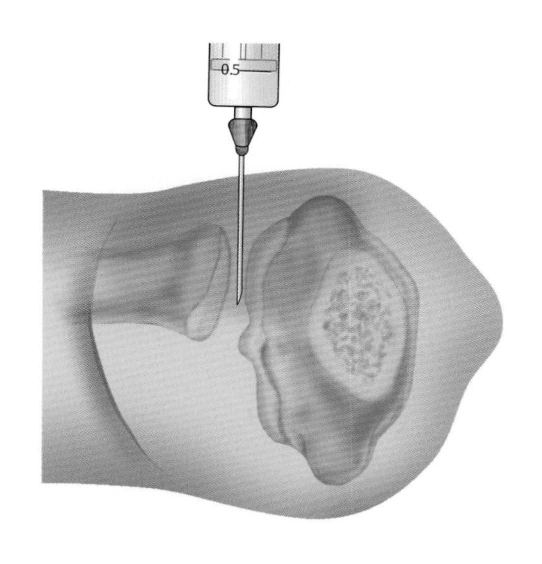
0.5

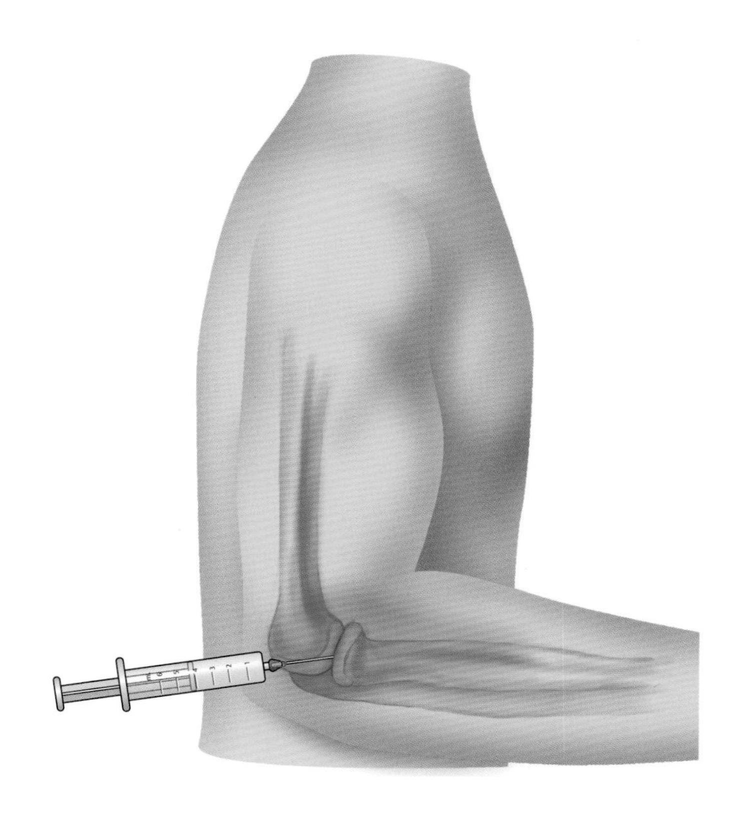

손목(Wrist): 요수근관절(Radiocarpal Joint)

적응증

- 퇴행성 외상성 또는 류마티스 관절염

감별진단

- 관절증 또는 월상골의 괴사
- 원위 요척관절의 자극

재료

- 국소마취제: 2mL
- 바늘: 23G×30mm

기법

- 환자를 앉히고 전완을 회내시킨다. 손을 베개에 얹어 30도 굴곡시킨다.
- 관절선을 촉진하고 요측 및 척측으로 표시한다. 이 두 표지를 보조선으로 연결한다. 손을 능동적으로 신전시킨다. 그러면 요측수근신근의 건을 식별할 수 있다.
- 삽입 부위는 손목의 보조선 높이에서 척측으로 수근신근 옆에 위치한다. 바늘 삽입의 방향은 팔꿈치를 향해 15도이다. 관절낭을 뚫은 후에는 국소마취제가 부드럽게 투여될 수 있다.

위험

- 바늘은 관절강내에 위치하게 되므로, 절대로 국소마취제를 힘으로 주사해서는 안 된다.

병행 치료

- 손바닥 전완/손 부목의 착용을 통한 일시적인 고정
- 냉동요법
- 국소 항염제의 도포와 전신 효과 비스테로이드성 항류마티스제의 투여

치료 효과: ++
주사치료 빈도: 주 1회
정형 기술, 냉동요법

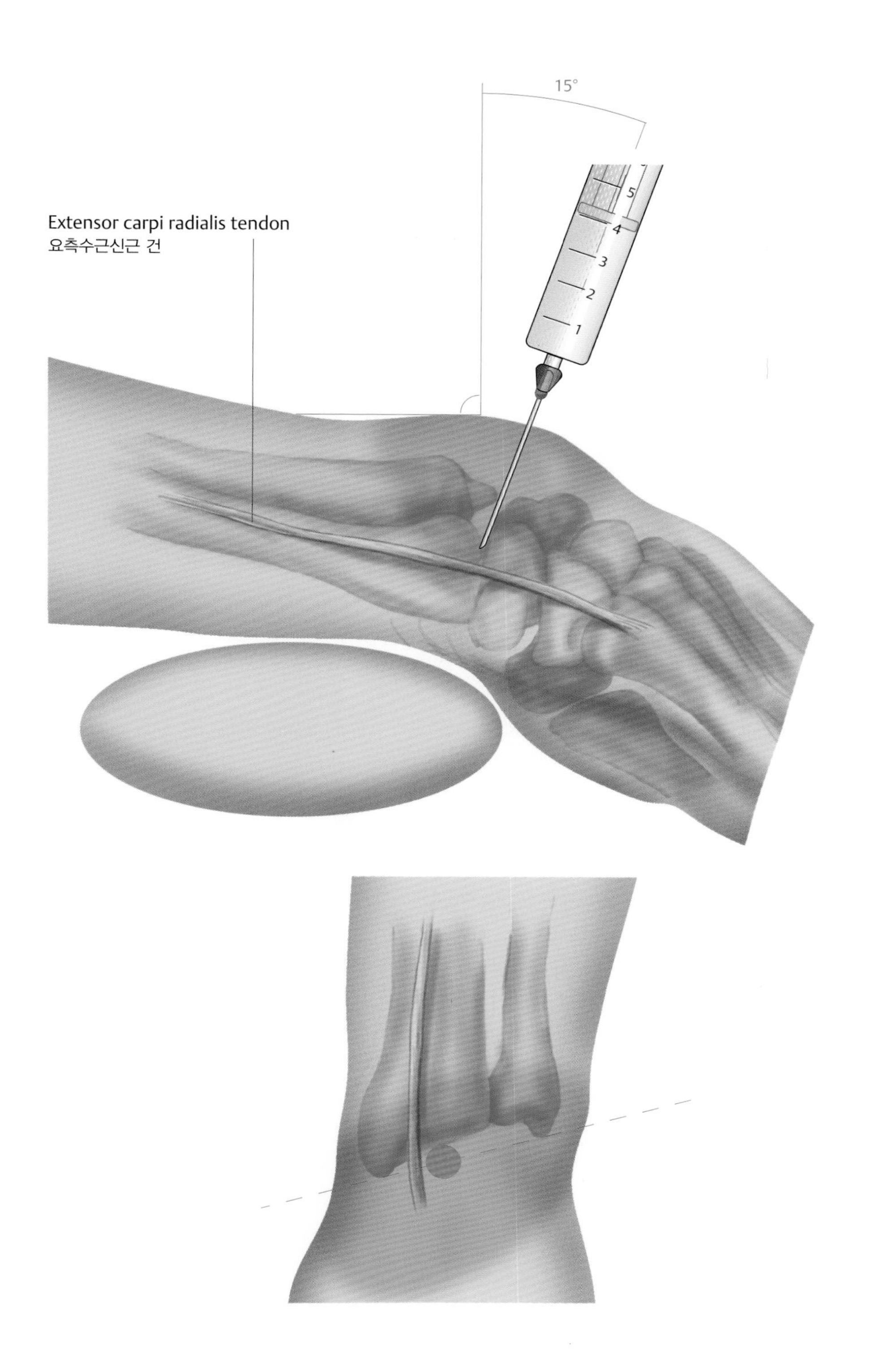
15°
5
4
3
2
1
Extensor carpi radialis tendon
요측수근신근 건

엄지 안장관절의 수근관절증과 통증 증후군 (Rhizarthrosis and Pain Syndromes of the Thumb Saddle Joint)

적응증

- 수근관절증, 무지내전근의 장애를 동반한 통증 증후군
- 엄지 안장관절의 장애

감별진단

- 천요골신경의 자극
- 드퀘르벵 건초염(De Quervain tenosynovitis)처럼 서로 다른 형태의 건초염

재료

- 국소마취제: 2mL
- 바늘: 27G×20mm

기법

- 환자의 엄지를 약간 외전시킨 상태에서 바늘을 수직으로 삽입한다. 삽입 부위는 장무지신근의 건에서 척측으로 제1중수골과 대능형골(trapezium)의 사이이다. 협소한 관절선의 위치를 확인하기 위해서는 바늘 끝으로 더듬어 관절낭에 들어가야 한다. 관절낭을 뚫은 후, 바늘은 관절로 몇 밀리미터 내려간다. 주사기의 내관에 압력을 증가시키지 않으면서 국소마취제 0.2~0.5mL를 투여할 수 있다.
- 두 번째 삽입 부위는 가장 부피가 큰 부위인 무지내전근의 근복 위에 위치한다. 엄지의 내전 끝 범위에서, 후방으로부터 바늘을 돌출된 무지내전근의 능선으로 삽입한다.
- 요골신경의 천층분지에 대한 추가 마취는 통증을 동반한 만성 장애인 경우에 권장된다. 이러한 차단은 손목 주름의 손바닥 쪽에 한다. 요골동맥의 맥박을 촉진한 후, 바늘을 맥박에서 몇 밀리미터 요측으로 삽입하고 0.5~1cm 전진시킨다. 그런 다음 국소마취제를 0.5mL 주사한다.

위험

- 바늘을 엄지의 안장관절로 과도하게 전진시키면, 손바닥으로 주행하는 요측수근굴근의 건이 손상될 수도 있다.
- 바늘을 요골동맥의 맥박에 너무 가까이 삽입하면 우연히 요골동맥으로 주사될 가능성이 있으므로, 흡인이 필수적이다.

병행 치료

- 견인을 적용한 엄지 안장관절 가동 형태의 수기 치료
- 국소 머드 치료
- 항염제 도포 혈류촉진용 밀봉 붕대
- 필요시 부목 고정
- 손바닥 목욕

치료 효과: +++
주사치료 빈도: 주 1회, 필요시 장기 치료
수기 관절가동, 물리치료, 투약, 정형 기술

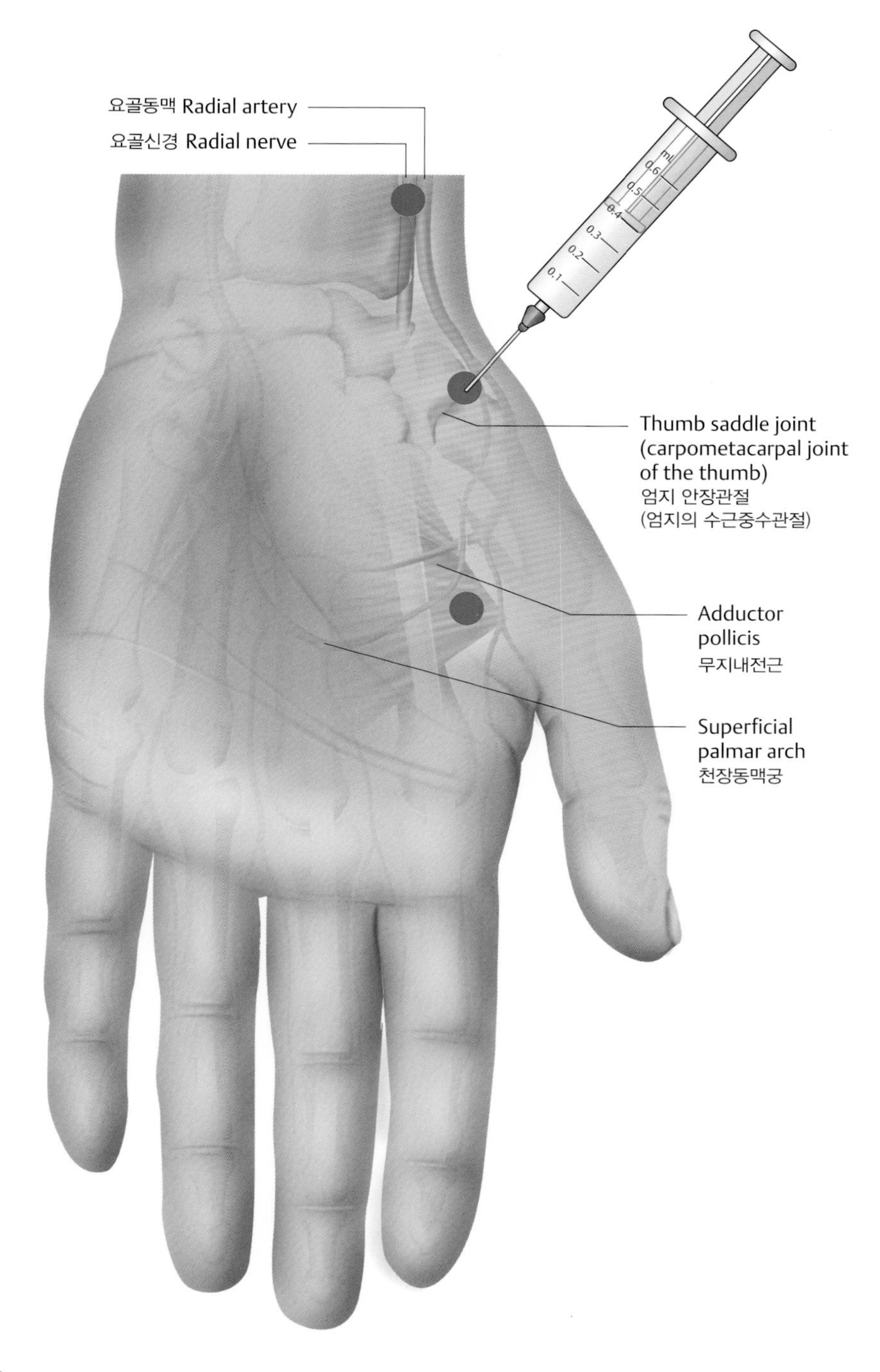

Primarily indicated injection points 주적응 주사점

Area of pain distribution 통증 분포 부위

제5장

흉부와 복부
Thorax and Abdomen

■ 복합 통증

검상돌기-흉골-쇄골 삼각형
(Xiphoid-Sternum-Clavicle Triangle)

적응증

- 흉골 통증, 흉쇄관절 통증, 관절증의 경우에 흉쇄관절 통증, 쇄골 골절 후 장애
- 검상돌기 통증을 포함한 기종흉(emphysematous thorax)

감별진단

- 장 및 종격(mediastinal) 장애
- 호흡기 질환

재료

- 국소마취제: 2.5mL
- 바늘: 23G×30mm

기법

- 흉쇄관절은 쉽게 촉진된다. 내측 흉골단과 접한 쇄골을 촉진하면 이 부위에서 촉진하는 손가락이 오목하게 들어가게 된다. 흉쇄관절면은 팔을 움직여 촉진할 수 있다. 바늘을 수직으로 0.5cm 삽입하고 국소마취제를 0.5mL 주사한다.
- 이러한 시술을 양측 흉쇄관절에서 시행한다. 그런 다음 검상돌기의 위치를 확인하는데, 이 검상돌기는 대개 한 지점에서 뚜렷이 압력에 민감하다. 바늘을 수직으로 1cm 삽입하고(삽입의 깊이를 준수한다) 국소마취제를 1.5mL 주사한다.

위험

- 바늘을 과도하게 깊이 삽입하고 관절면에서 벗어나면, 흉쇄관절에서 기흉이 일어날 수도 있다.
- 검상돌기에서 주사액을 과도하게 깊이 투여하면, 복부 장기가 손상될 수도 있다.

병행 치료

- 수기치료를 통한 흉쇄관절의 가동
- 복직근의 등척성후 이완
- 견갑거근의 지속적인 운동요법
- 수축된 대흉근의 스트레칭 치료

치료 효과: ++
주사치료 빈도: 주 2회, 최대 8주
수기 관절가동, 운동치료, 의학적 운동치료

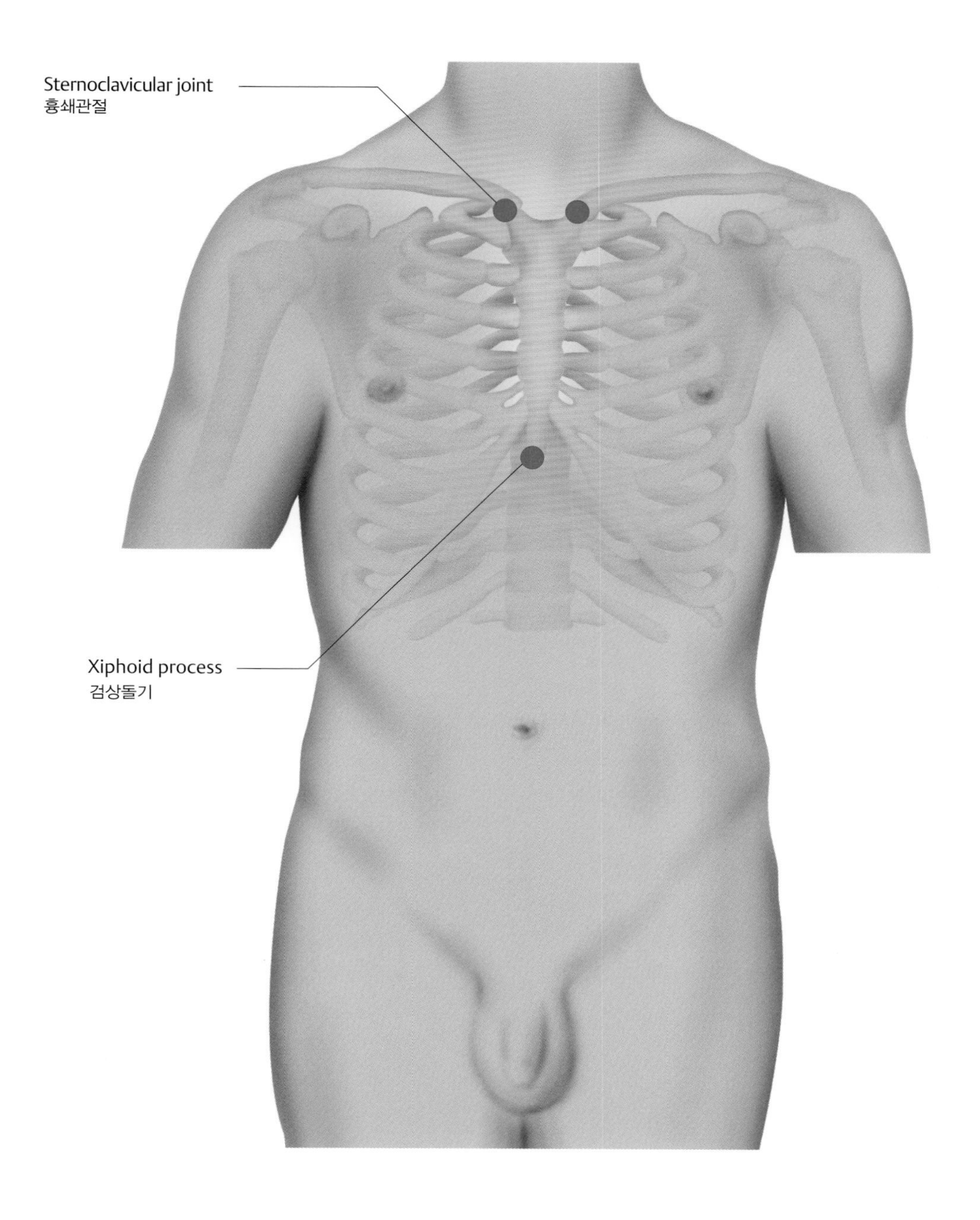

Primarily indicated injection points 주적응 주사점

Area of pain distribution 통증 분포 부위

견갑간 통증(Interscapular Pain)

적응증

- 견갑간 통증
- 기관지천식처럼 폐쇄성 호흡기 질환에 동반한 흉추부 통증 증후군

감별진단

- 흉막 첨부(尖部)의 장애
- 심장 질환

재료

- 국소마취제: 5mL
- 바늘: 23G×30mm

기법

- 흉추 극돌기들의 외측으로 3cm 떨어진 곳에 수직선을 그린다. 이 선을 따라 2cm 간격으로 바늘을 수직으로 삽입한다.
- 각각의 부위에서 국소마취제 0.5mL를 포함한 피부내 췌들을 만든 다음, 바늘을 1cm 전진시키고 국소마취제를 추가로 0.5mL 주사한다. 주사는 방광경(膀胱經)의 경로(역자 주: bladder meridian – spine의 spinous process의 양측 측부 3cm되는 혈자리)를 따라 한다.

위험

- 바늘을 과도하게 전진시키면 특히 흉추 후만부의 정점에서 기흉이 드물게 일어날 수도 있으므로, 삽입의 깊이를 준수해야 한다.

병행 치료

- 국소 온열 치료와 병행한 견갑하근의 가동과 측면 견인 가동
- 이완 마사지, 침술 치료
- 크나이프 요법(Kneipp therapy)에 따른 등 온수 분출(hot jet blitz) 마사지
- 카이로프랙틱 치료

치료 효과: ++
주사치료 빈도: 주 3회, 최대 8주
물리치료, 운동치료, 의학적 운동치료,
카이로프랙틱 치료

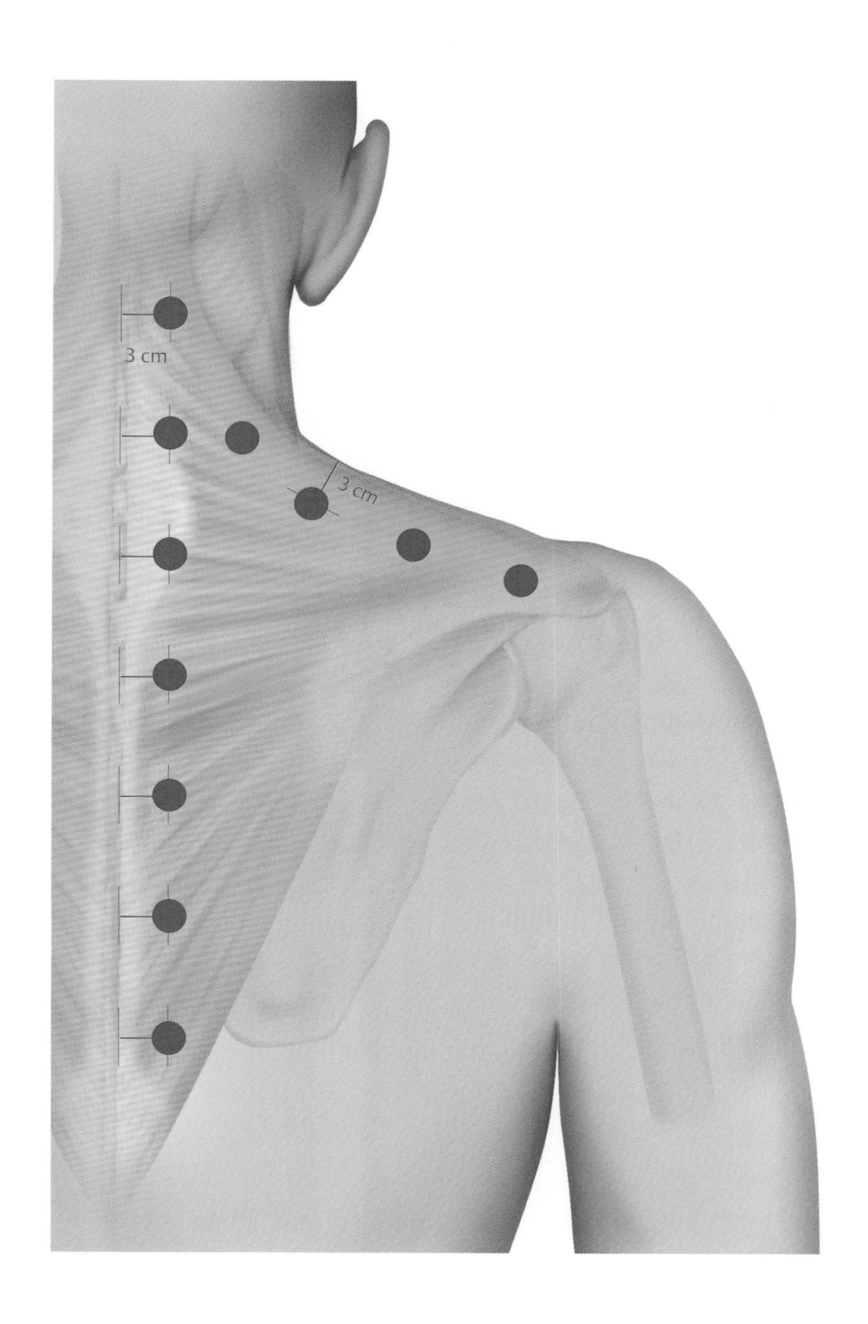

Primarily indicated injection points 주적응 주사점

Area of pain distribution 통증 분포 부위

■ 근육, 건과 인대를 통한 치료

대흉근(Pectoralis Major)

적응증

- 근건 자극을 동반한 대흉근의 동통성 단축
- 다음의 경우에 보조치료:
  - 폐기종(emphysema)
  - 흉늑관절 통증
  - 호흡기 질환

재료

- 국소마취제: 4mL
- 바늘: 23G×30mm

기법

- 유두 선에서 시작해, 약간 외측으로 휘어지는 선을 따라 3cm 간격으로 주사액을 근육내로 투여한다. 흔히 이 선에 압력에 민감한 뚜렷한 근육경화 부위들이 있다. 이들 부위를 양손가락 기법으로 고정시킨 다음, 바늘을 수직으로 1cm 삽입하고 국소마취제를 1mL 투여한다.
- 아울러 국소마취제를 항상 상완의 근육 부착부에 주사한다. 대흉근의 하연을 따라가면 상완골에 이른다. 바늘을 1cm 상방에서 뼈를 향해 뼈에 닿을 때까지 삽입한다. 바늘을 1~2mm 후퇴시킨 후, 국소마취제를 1mL 주사한다.

위험

- 없음

병행 치료

- 대흉근과 소흉근의 스트레칭 및 등척성후 이완 기법을 포함하는 물리치료
- 수기치료를 통한 늑추관절의 가동
- 필요시 직장(workplace)에 대한 의학적 평가 또는 운동 활동 에서 동작 순서에 대한 적절한 평가
- 대흉근의 마찰마사지

치료 효과: ++
주사치료 빈도: 주 2회, 최대 8주
운동치료, 등척성후 이완, 수기 관절가동

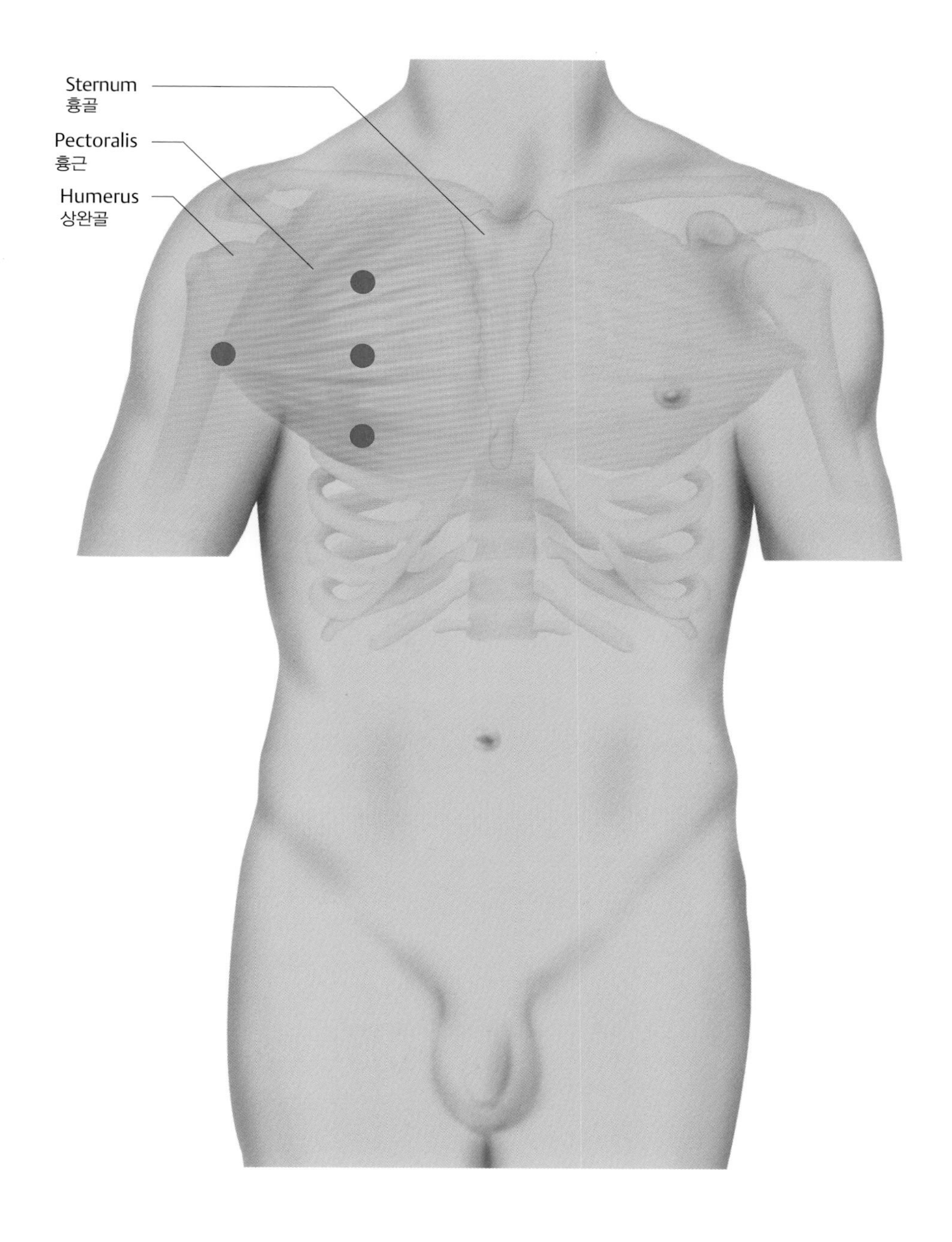

Primarily indicated injection points 주적응 주사점

Area of pain distribution 통증 분포 부위

흉늑근(Sternocostalis)

적응증

- 미만성(확산성) 흉근 통증
- 티체 증후군(Tietze syndrome)
- 흉늑관절 기능장애
- 늑골 골절 후 통증 증후군

재료

- 국소마취제: 흉늑관절 당 0.5mL
- 바늘: 27G×20mm

기법

- 먼저 흉골을 촉진한다. 거기서부터 손가락을 외측으로 움직여 흉늑관절을 촉진한다. 환자에게 숨을 깊이 들이쉬고 내쉬게 함으로써 정확한 위치를 확인하는데, 이렇게 하면 흉늑관절 내에서의 움직임을 촉진할 수 있다. 바늘을 수직으로 0.5cm 삽입하고 국소마취제를 0.5mL 주사한다.
- 필요시 바늘 끝이 뼈에 닿은 후 관절선을 더듬어 본다.

위험

- 바늘을 과도하게 전진시키면 흉막 또는 좌측 심장막이 손상될 수도 있으므로, 삽입의 깊이를 준수해야 한다.

병행 치료

- 수기치료를 통한 흉늑관절의 가동과 도수교정
- 신경(腎經), 특히 보랑(步廊, KI22)과 수부(俞府, KI27), 아울러 방광경(膀胱經)의 대저(大杼, BL11)와 담수(膽俞, BL19)에 대한 침술
- 늑간근의 마찰마사지, 국소 항염 치료

치료 효과: +++
주사치료 빈도: 주 1~2회, 최대 4주
수기 관절가동, 침술/지압술, 마찰마사지, 투약

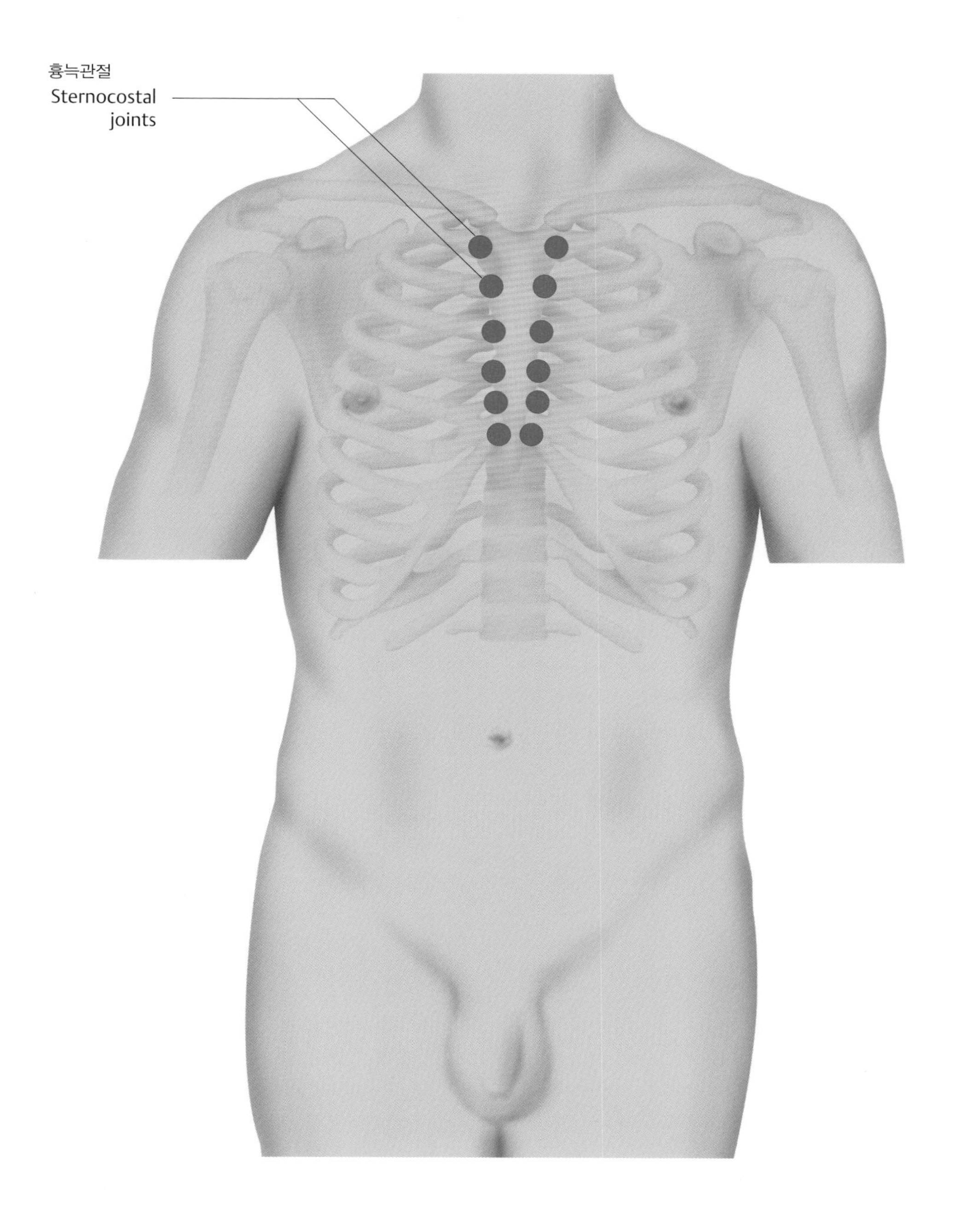

Primarily indicated injection points 주적응 주사점

Area of pain distribution 통증 분포 부위

복직근(Rectus Abdominis)

적응증

- 근육 부위에서 근건 호소증상
- 상복부에서 미만성 호소증상, 늑골하로 방사되는 호소증상과 이에 동반한 척추 통증
- 소장 기능장애에서 보조치료

재료

- 국소마취제: 5mL
- 바늘: 23G×30mm

기법

- 근위 주사 열은 늑골 삼각형과 검상돌기의 부위를 따라서 있다. 여기서 바늘을 바로 늑골하와 검상돌기 하방에 각각 수직으로 0.5cm 삽입한다. 2cm 간격으로 국소마취제를 0.5mL 주사한다.
- 3손가락 너비 원위부로 있는 두 번째 및 세 번째 열에서 주사 부위들은 정중선에서 양측으로 2cm 떨어져 복직근의 불룩한 곳에 위치한다. 바늘을 1cm 깊이로 삽입하고 주사액을 0.5mL 투여한다.
- 원위 주사 부위들은 치골결합 바로 상방으로 정중선에서 양측으로 1손가락 너비 떨어진 곳에 위치한다. 먼저 치골결합의 상연을 촉진한다. 그런 다음 바늘을 수직으로 2cm 삽입해 뼈에 닿게 한다. 뼈 상방으로 바늘을 0.5cm 전진시키고 측 당 국소마취제를 0.5mL 주사한다.

위험

- 바늘을 과도하게 전진시키면 복부 장기 또는 방광이 손상될 수도 있으므로, 삽입의 깊이를 준수해야 한다. 권장되는 삽입의 깊이는 중부 유럽(Central European) 평균치를 참조하되, 비만 환자들에서는 개인별로 근육전 지방조직을 고려해야 한다.

병행 치료

- 온열 및 습열 복부 찜질
- 진동 마사지
- 치골 부착 부위에서 초음파 투사
- 박하정유 추출물의 늑골하 도포
- 호흡치료

치료 효과: +++
주사치료 빈도: 주 2~3회, 최대 6주
물리치료, 마사지, 투약, 운동치료

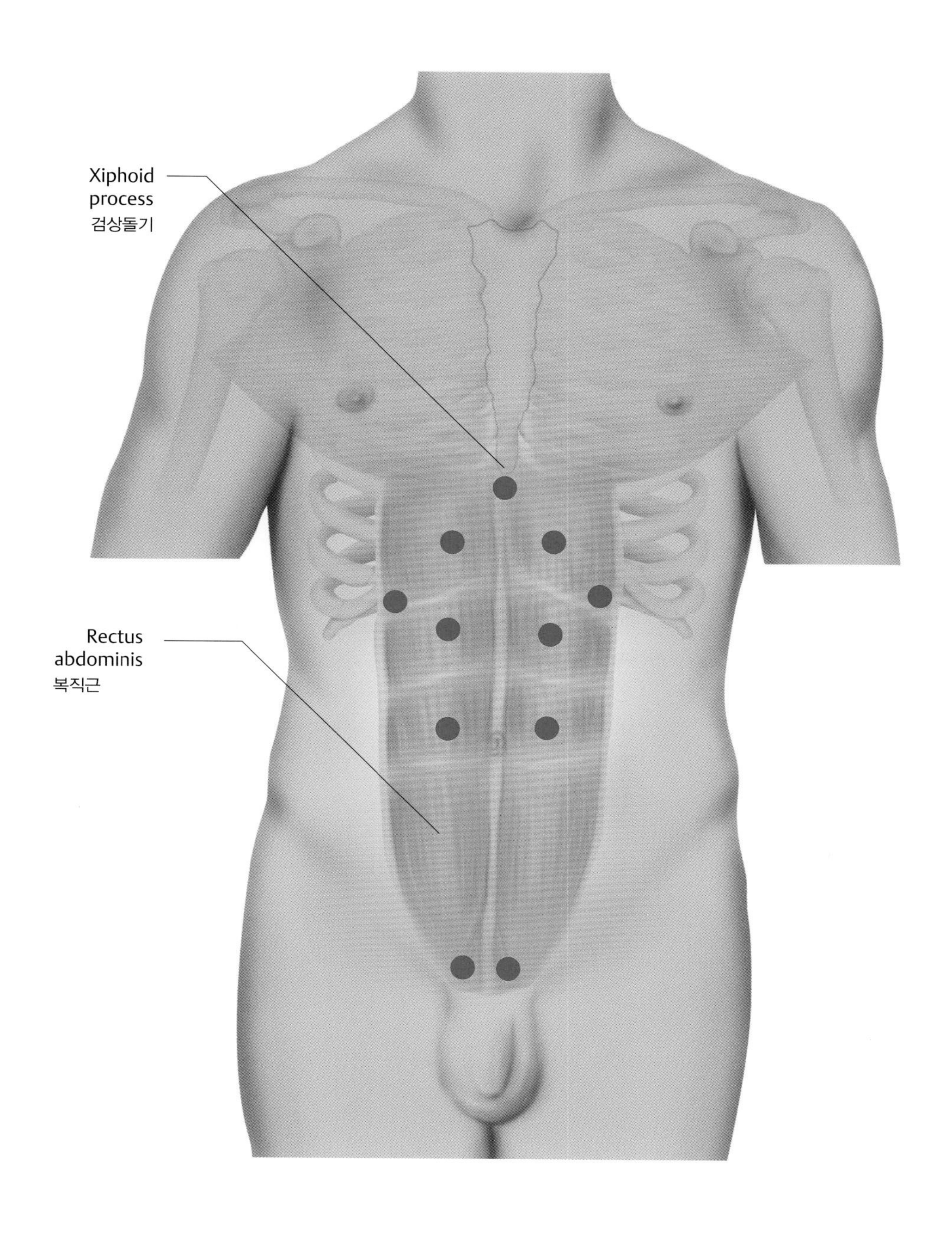

Primarily indicated injection points 주적응 주사점

Area of pain distribution 통증 분포 부위

복횡근(Transversus Abdominis)

적응증

- 특히 늑골하 통증, 흔히 만성 호흡기 질환을 동반
- 드물게는 직업 관련 잘못된 자세로 인한 통증 증후군

감별진단

- 폐 기저부의 장애

재료

- 국소마취제: 5mL
- 바늘: 23G×30mm

기법

- 쉽게 촉진되는 늑골궁 아래에서 바늘을 촉진되는 늑골 쪽으로 뼈에 닿을 때까지 반원을 그리며 양쪽으로 삽입한다. 바늘을 2~3mm 후퇴시킨 후 국소마취제를 0.5mL 주사하며, 이를 3cm 간격으로 양측에서 반복한다.
- 아울러 동일한 주사 시술을 복측 장골능을 따라 반복해야 한다. 바늘을 장골능으로 전진시키고 2~3mm 후퇴시킨다. 그런 다음 국소마취제를 0.5mL 주사한다.

병행 치료

- 특히 늑골하 음파영동 치료
- 국소 온열 치료와 바디 랩(body wraps)
- 호흡치료
- 의학적 운동치료

치료 효과: +++
주사치료 빈도: 주 2회, 최대 4주
물리치료, 운동치료, 의학적 운동치료

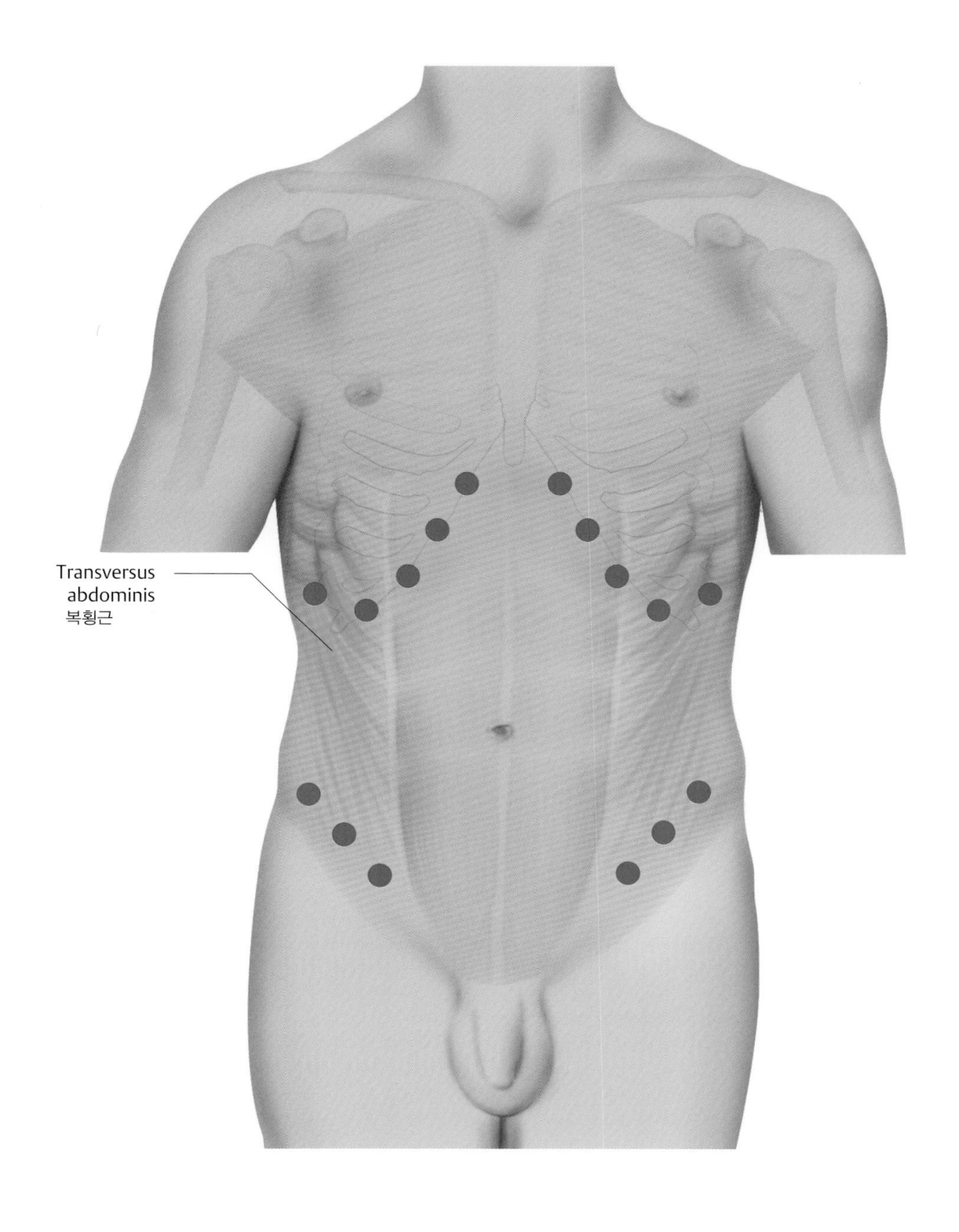

Primarily indicated injection points 주적응 주사점

Area of pain distribution 통증 분포 부위

■ 피부를 통한 치료

위와 십이지장의 장애 (Disorders of the Stomach and the Duodenum)

적응증

- 소화관의 기능장애
- 만성적으로 재발하는 위염 증상
- 십이지장의 염증
- 위산 역류
- 유문 연축

감별진단

- 악성 위 질환을 배제해야 한다.
- 궤양을 배제해야 한다.

재료

- 국소마취제: 3mL
- 바늘: 27G×20mm

기법

- 검상돌기에서 시작해 좌측 늑골궁을 따라 유두선까지 3cm 간격으로 주사를 한다. 국소마취제 1mL를 함유하는 피부내 쿼들을 만든다. 그런 다음 바늘을 상방으로 뼈에 닿을 때까지 전진시킨다. 그러고는 국소마취제 0.3~0.5mL를 골막외로 주사한다. 이러한 시술을 3cm 간격으로 반복한다.
- 두 번째 주사는 검상돌기에서 하방으로 2cm 떨어져 정중선에서 한다. 피부내 쿼들을 만든 후, 바늘을 0.5cm 전진시키고 국소마취제를 0.5mL 주사한다. 이러한 시술을 하방으로 2cm 떨어진 곳 그리고 늑골하 주사의 최외측 부위와 정중선상 최하방 부위 사이에서 반복한다.

위험

- 바늘을 과도하게 전진시키면, 복부 장기가 손상될 수도 있다.

병행 치료

- 원발성 질환에 따라 조절요법
- 식사요법
- 행동요법
- 내과의 또는 일반의를 통한 규명

치료 효과: ++
주사치료 빈도: 주 1~2회, 최대 6주
심리정신 보조치료, 내과 치료, 일반의 치료, 영양 또는 식사 제한/감시

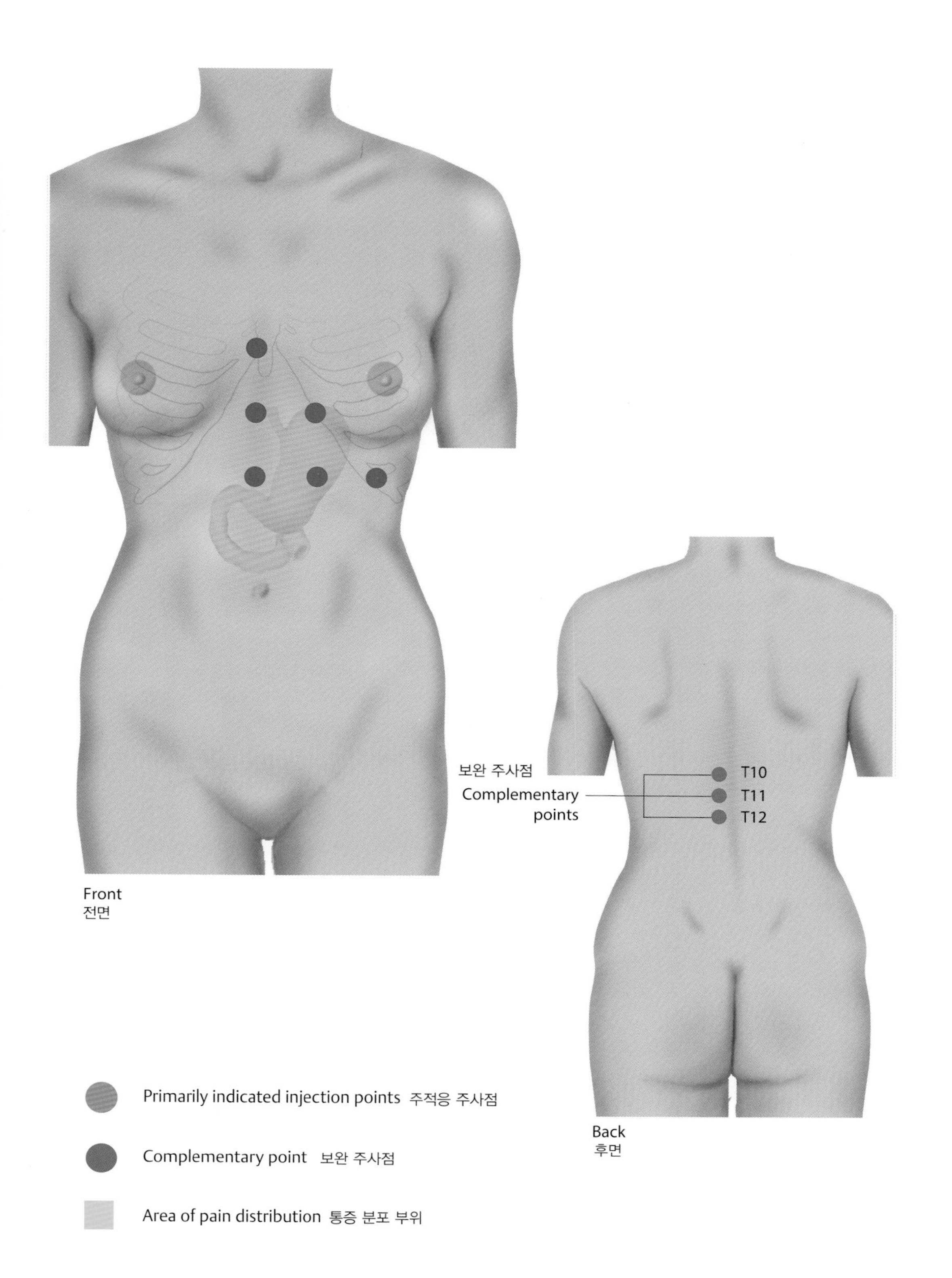
보완 주사점
Complementary points
T10
T11
T12
Front
전면
Back
후면
Primarily indicated injection points 주적응 주사점
Complementary point 보완 주사점
Area of pain distribution 통증 분포 부위

췌장 통증 증후군(Pancreatic Pain Syndrome)

적응증

- 췌장에서 기원하는 만성 방사통
- 소화 장애

감별진단

- 대십이지장유두(major duodenal papilla)로부터 바깥 흐름의 폐쇄. 주의: 암!
- 유주 농양(遊走膿瘍: migrating abscesses)과 같은 후복막 질환

재료

- 국소마취제: 7mL
- 바늘: 23G×30mm

기법

- 2개의 선을 3cm 간격으로 그린다. 이들 선은 등에서 11번/12번 늑골 높이의 정중열 선 부위에서 시작해 약간 하방으로 벨트처럼 지나가 배꼽에 이른다. 이들 선을 따라 5cm 간격으로 바늘을 수직으로 삽입한다. 먼저 국소마취제 0.1~0.2mL를 포함하는 피부내 퀴들을 만든다. 바늘을 1cm 전진시킨 후, 국소마취제를 0.5mL 주사한다.

위험

- 바늘을 과도하게 전진시키면, 복부 장기가 손상될 수도 있다.
- 염증성 췌장병증에서 증상의 심화

병행 치료

- 특히 효소요법, 조절 식사요법
- 바디 랩(body wraps)
- 내과의 또는 일반의에 의한 규명
- 필요시 바깥 흐름 폐쇄 장애의 수술적 치료

치료 효과: ++
주사치료 빈도: 주 2회, 최대 8주
투약, 물리치료, 일반의 치료, 내과 치료, 영양 또는 식사 제한/감시

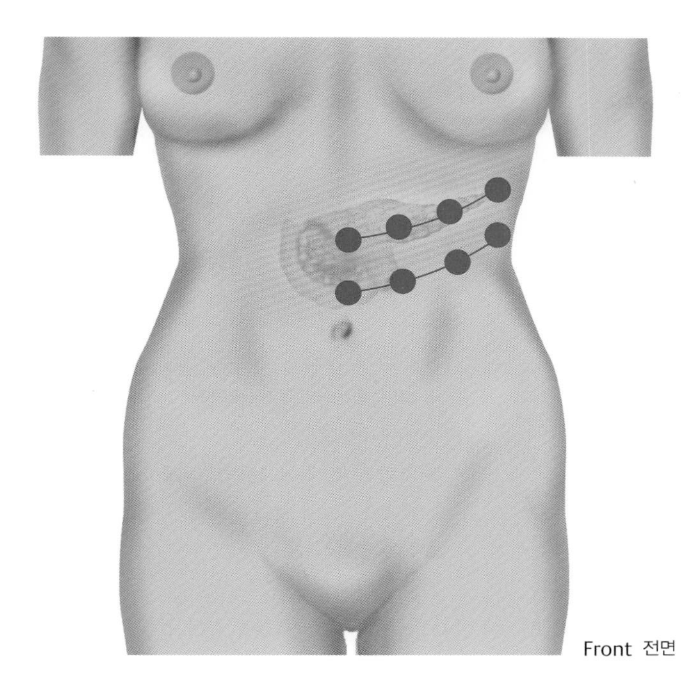

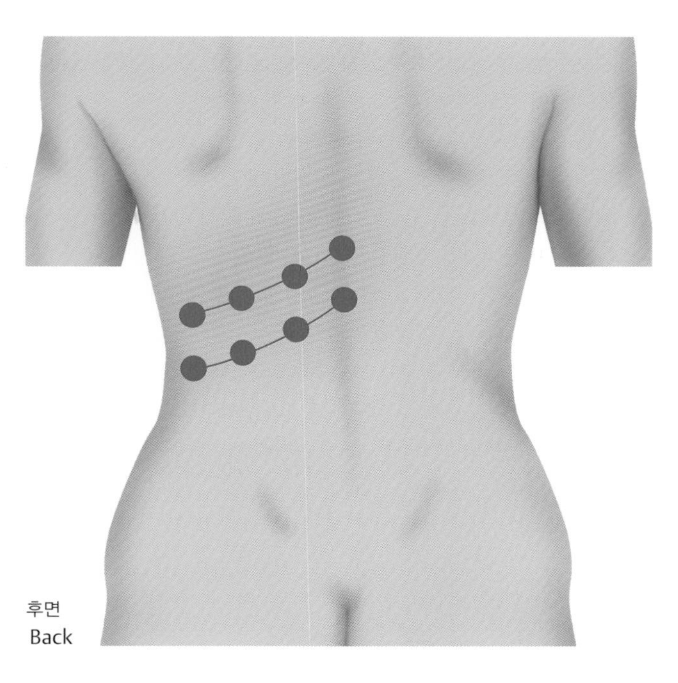

Primarily indicated injection points 주적응 주사점

Area of pain distribution 통증 분포 부위

신장과 요로(Kidneys and Urinary Tract)

적응증

- 신장결석 배출 후 만성적으로 재발하는 신우신염, 요관 염증 등에서 보조치료
- 재발성 요로 감염에서 보조치료

재료

- 국소마취제: 5mL
- 바늘: 23G×60mm

기법

- 신체의 뒤쪽에서 11번 및 12번 늑골 사이 늑간 공간의 위치를 확인한다. 첫 번째 삽입 부위는 척추옆으로 3cm에 있다. 두 번째 삽입 부위는 상방으로 5cm에 있다. 두 부위는 극돌기와 평행하게 위치한다. 매번 바늘을 수직으로 3cm 삽입하고 국소마취제를 1mL 주사한다.
- 촉진하는 손가락을 하방 부위에서 외측으로 약 5cm 거리에서 12번 늑골에 이를 때까지 이동시킨다. 여기가 세 번째 주사 부위이다. 바늘은 12번 늑골을 향하며, 1cm 전진시키고 국소마취제를 1mL 주사한다.
- 신체의 앞쪽에서 주사 부위들은 다음과 같이 위치한다. 즉 액와선상에서 12번 늑골의 위치를 확인한다. 거기서부터 치골결합까지 선을 그린다. 이 선상에 국소마취제 0.1~0.2mL를 함유하는 피부내 쿼들을 5cm 간격으로 만든다. 각각의 쿼들을 만든 후, 바늘을 1cm 전진시키고 국소마취제를 0.5mL 주사한다.

위험

- 신체의 전방면에서 바늘 전진의 최대 거리는 1cm이다.
- 바늘을 과도하게 전진시키면, 복부 장기와 복막이 손상될 수도 있다.

병행 치료

- 온열 및 습열 분절 찜질(T9~T12와 L1)
- 다량의 수분과 이뇨차를 포함한 식사요법
- 발반사요법
- 바흐의 플라워 테라피(Bach Flower Therapy): 록로즈(Rock Rose), 아스펜(Aspen)
- 침술

치료 효과: ++
주사치료 빈도: 주 2회, 최대 6주
투약, 물리치료, 침술/지압술, 비뇨기과 치료

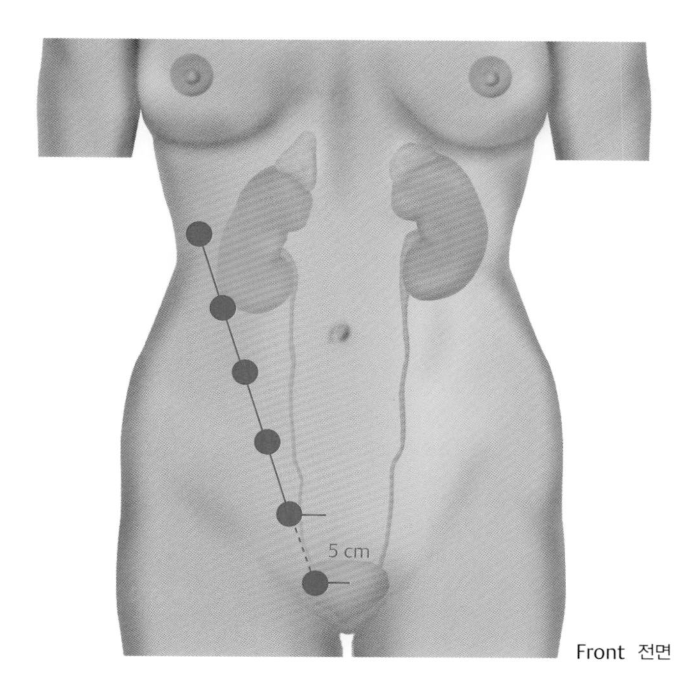

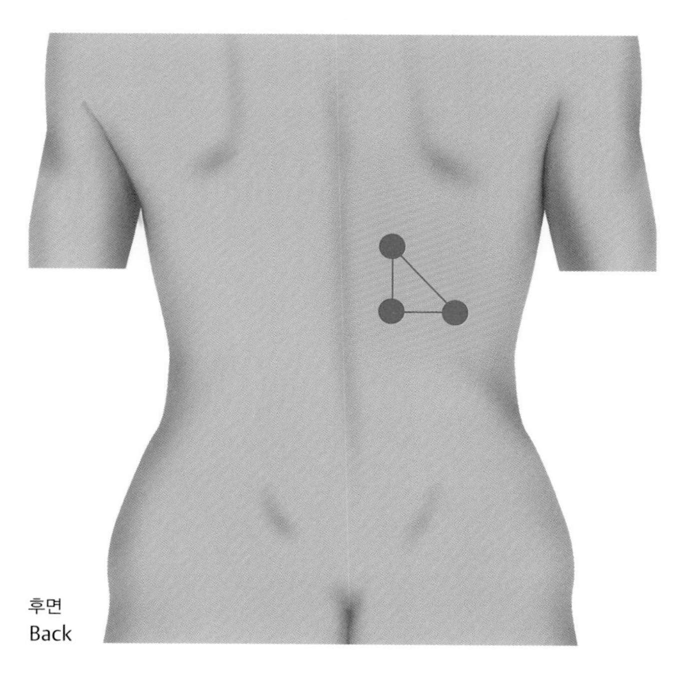

Primarily indicated injection points 주적응 주사점

Area of pain distribution 통증 분포 부위

난소와 난관(Ovaries and Fallopian Tubes)

적응증

- 난소와 난관의 재발성 염증
- 배란 시 통증 증후군, 통증을 동반한 난소 낭종

감별진단

- 난관 자궁외 임신
- 난소 종양

재료

- 국소마취제: 2~3mL
- 바늘: 27G×20mm

기법

- 난소에서 Y자형으로 치료하는데, 그 장측은 전상장골극에서 상방으로 2손가락 너비 떨어진 곳에서 시작되고 약간 아치를 이루면서 치골로 내려간다. 이 선은 세 부분으로 나뉜다. 4곳의 주사 부위는 선의 양끝과 2곳의 분할점에 위치한다. 각각의 부위에서 바늘을 수직으로 삽입한다. 국소마취제 0.1~0.2mL를 함유하는 피부내 퀴들을 만든 후, 바늘을 1cm 전진시키고 국소마취제를 0.5mL 투여한다.
- 난소 Y자를 완성하는 추가 부위는 다음과 같다. 즉 최상방에서 두 번째 부위로부터 배꼽 쪽으로 선을 그리고 최상방 부위로부터 내측으로 수평선을 그리는데, 주사 부위는 두 선의 교차점에 있다. 다시금 국소마취제 0.1mL를 함유하는 피부 내 퀴들을 만든 후, 바늘을 1cm 전진시키고 국소마취제를 0.5mL 주사한다.

위험

- 바늘을 과도하게 전진시키면, 복부 장기가 손상될 수도 있다.

병행 치료

- 반사 분절에서 습열 치료, 가온 반신욕(좌욕), 밤(balm) 또는 머드 치료
- T10~L1 분절과 연관된 반사요법
- 금방망이(*Senecio ovatus*)와 달맞이꽃 종자유(evening primrose oil)를 사용한 파이토테라피(phytotherapy)
- 경피전기신경자극, 부인과 치료

치료 효과: ++
주사치료 빈도: 주 2회, 최대 8주
물리치료, 경피전기신경자극, 마사지, 투약,
부인과 치료

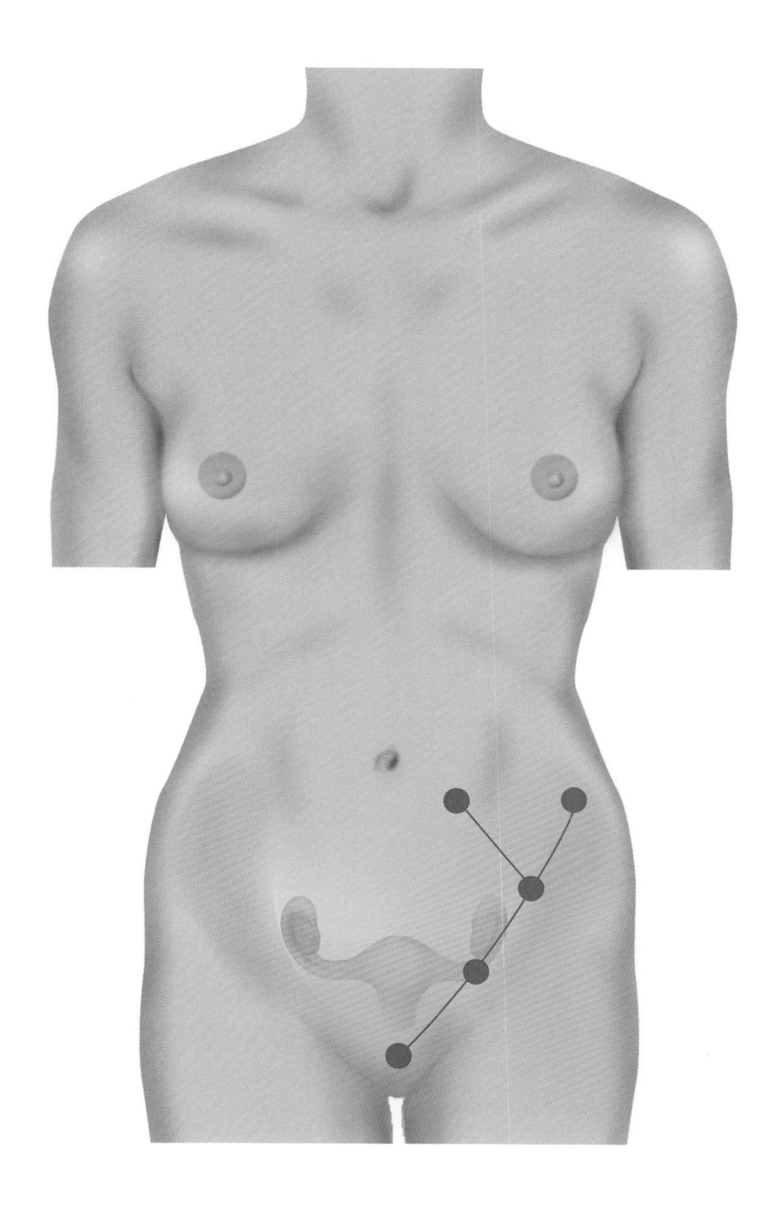

Primarily indicated injection points 주적응 주사점

Area of pain distribution 통증 분포 부위

월경통(Dysmenorrhea)

적응증

- 월경 장애
- 만성 복부 호소증상
- 월경통과 불규칙 월경

감별진단

- 방광 장애
- 임신
- 생식기 종양

재료

- 국소마취제: 5mL
- 바늘: 23G×60mm

기법

- 치골결합 상부로 정중선에서 각측으로 1cm 떨어진 곳에 피부내로 2개의 퀴들을 만든다. 각각에 국소마취제를 0.1~0.2mL 주사한다. 퀴들을 만든 후, 바늘을 1cm 전진시키고 주사액을 0.5mL 투여한다. 이러한 시술을 첫 두 부위에서 상방으로 5cm 떨어진 두 부위에서 반복한다. 동일한 시술을 양측으로 반복하는데, 그 양측은 네 부위의 정 가운데를 지나가는 수평선이 장골을 만나는 곳이다.
- 신체의 후방면 등 하부에서 보이는 마름모꼴 윤곽(rhombus of Michaelis) 부위에 추가로 주사하도록 권장한다. 첫 번째 표지물은 후상장골극이며, 여기서 바늘을 삽입하고 피부내 퀴들을 만든다. 그런 다음 바늘을 뼈에 닿을 때까지 전진시키고 국소마취제를 0.5mL 주사한다.
- 정중선상에서 하방 부위는 항문 틈새에서 약간 상방으로 위치한다. L4 극돌기의 높이에서 1cm 깊이로 국소마취제를 0.5mL 주사하면 마름모꼴 주사가 완성된다.

위험

- 신체의 전방면에서 바늘을 과도하게 전진시키면 방광이 손상될 수도 있으므로, 삽입의 깊이를 준수해야 한다.
- 후방면에서 알려진 위험은 없다.

병행 치료

- 골반저를 위한 강도 높은 운동
- 천장관절의 기능장애가 흔히 공존하므로 수기 치료를 통한 이 관절의 평가
- 밤(balm) 목욕, 가온 반신욕(좌욕), 전방면과 후방면에서 국소 헤이 플라워(hay flower) 찜질
- 복부 단파요법(shortwave therapy)
- 부인과 치료

치료 효과: ++
주사치료 빈도: 급성기에서 주 3~4회
운동치료, 의학적 운동치료, 수기 관절가동, 투약, 물리치료, 부인과 치료

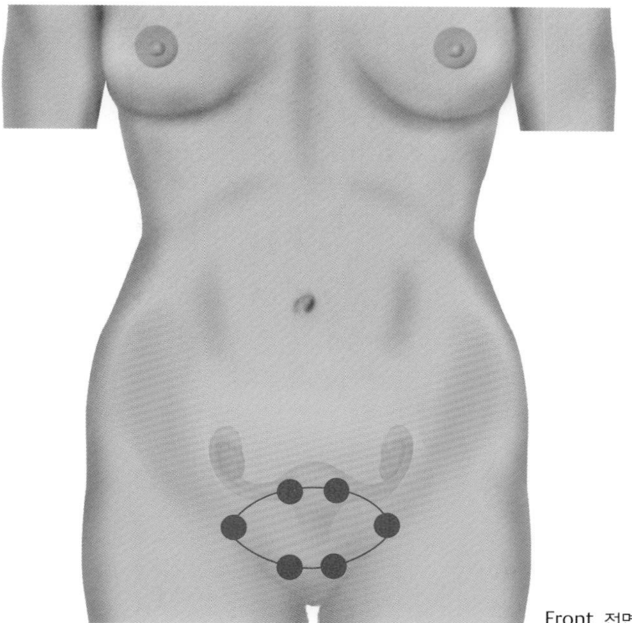
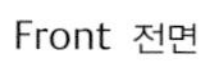
Front 전면

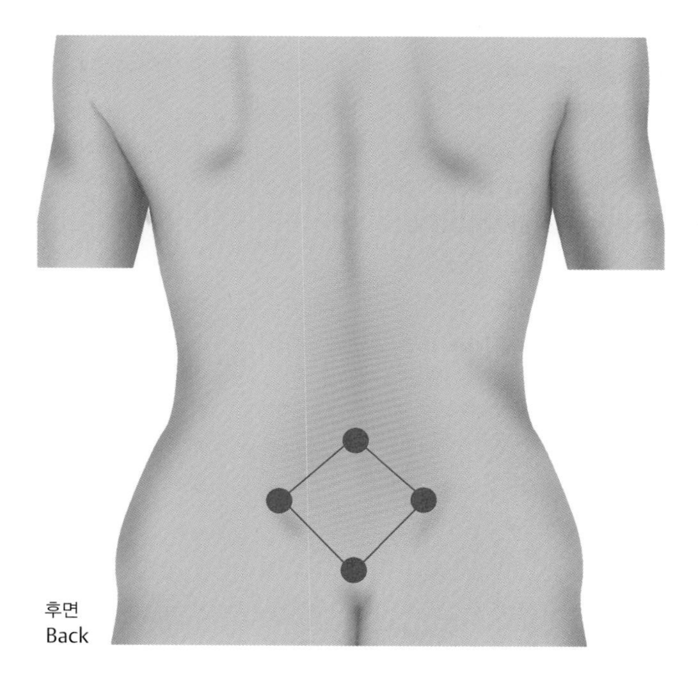
후면
Back

Primarily indicated injection points 주적응 주사점

Area of pain distribution 통증 분포 부위

간과 담낭 통증(Liver and Gallbladder Pain)

적응증

- 담관의 운동이상증(dyskinesia)
- 혈액병증(hemopathy), 상복부의 우측 기능적 호소 증상
- 만성 트림
- 고창(meteorism)

재료

- 국소마취제: 5mL
- 바늘: 23G×60mm

기법

- 검상돌기에서 시작해 우측 늑골궁을 따라 주사를 2열로 3cm 간격을 두어 한다. 각 열은 6곳의 주사 부위로 이루어진다. 각각의 부위에서 국소마취제 0.1mL를 함유하는 피부내 쿼들을 만든 후, 국소마취제 0.5mL를 1cm 깊이로 투여한다.
- 신체의 후방면 T7/T8 높이에서 척추옆으로 2손가락 너비 떨어진 곳에서 양측으로 2번의 주사를 한다. 바늘을 삽입하고 즉시 3cm 전진시켜, 그 지점에서 국소마취제를 1mL 투여한다.

병행 치료

- 온열 및 습열 분절 찜질
- 척추옆 및 상복부 부항
- 식사요법과 치료적 공복
- 효소요법
- 유황수를 통한 시음 치료
- 담낭의 연축에서, 폐경(肺經)의 운문(雲門, LU2)과 천부(天府, LU3) 그리고 담경(膽經)의 양백(陽白, GB14), 광명(光明, GB37)과 양보(陽輔, GB38)에 대한 침술
- 우측 늑골궁을 따른 골막 마사지
- 필요시 내과 치료

치료 효과: ++
주사치료 빈도: 급성기에서 매일, 최대 3주
물리치료, 영양 또는 식사 제한/감시, 투약, 침술/지압술, 마찰마사지, 내과 치료

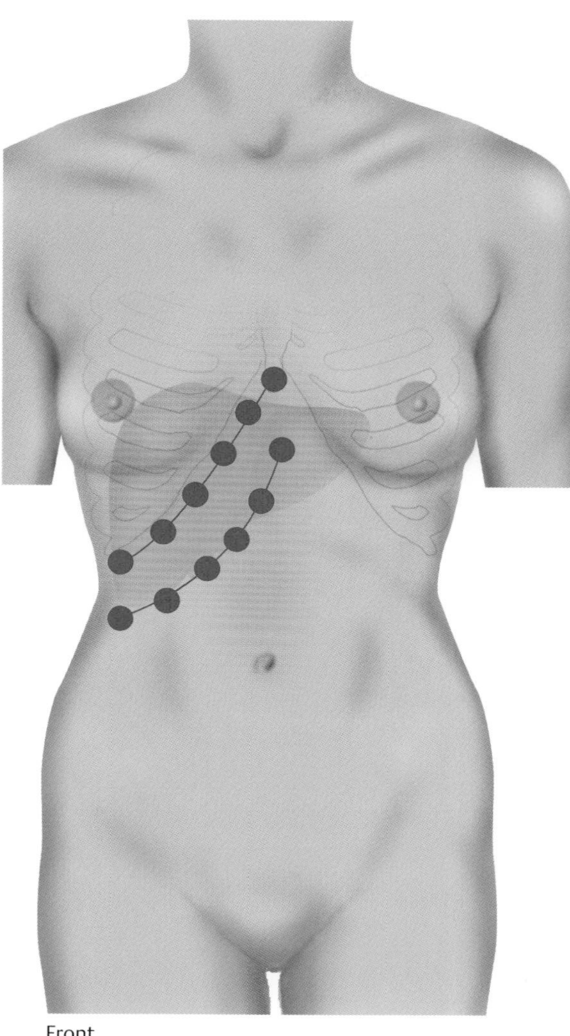

Front
전면

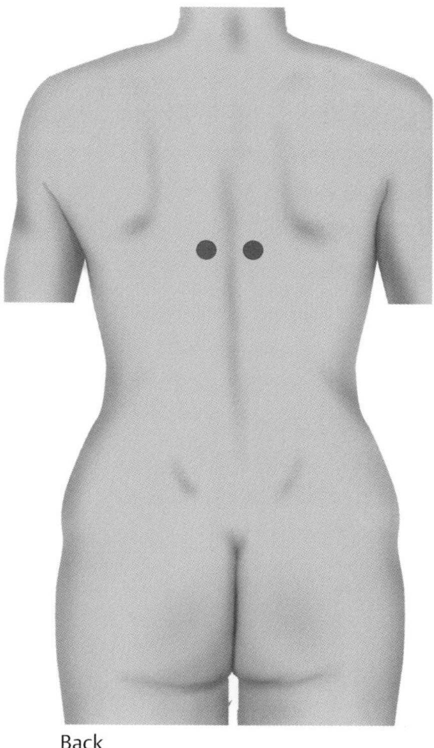

Back
후면

Primarily indicated injection points 주적응 주사점

Area of pain distribution 통증 분포 부위

제6장

요추와 골반
Lumbar Spine and Pelvis

■ 복합 통증

요통(Lumbago)

적응증

- 요통과 고관절통증(coxalgia)
- 대둔근과 척추기립근의 자극 증상
- 상부 장요인대의 장애
- 척추주변근(paravertebral muscles)의 긴장, 아울러 가성 방사통(pseudoradicular pain) 증상

감별진단

- 천장관절과 L5 후관절의 장애로 인한 증상
- 천장관절의 염증
- 추간판 탈출증에서 신경근 증상
- 요관과 방광의 장애에서 발생되는 연관통
- 분절 돌기들에서 기원하는 연관통(머리 구역 T11)
- 하복부의 종양
- 요천추 이행부의 불안정성

재료

- 국소마취제: 5~10mL
- 바늘: 21G×80mm

기법

- 척추 중심에서 2~3손가락 너비 떨어져 제5요추 척추체의 높이에서 상부 골반 능선을 촉진한다. 바늘을 뼈(L5의 횡돌기)에 닿을 때까지 수직으로 삽입한다. 국소마취제를 2mL 주사한다. 그런 다음 바늘을 1~2cm 후퇴시키고 골반 능선을 향해 뼈에 닿을 때까지 전진시킨다. 여기서 바늘을 2~3mm 후퇴시키고 국소마취제를 2~3mL 주사한다. 바늘을 다시 첫 번째 주사 부위에서 하방으로 2~3손가락 너비 떨어진 곳에 삽입한다. 첫 번째 주사 시술을 반복한다. 이에 따라 거의 이등변삼각형 모양이 형성된다.
- 보완 주사는 척추옆으로 1손가락 너비 떨어져 L4/L5, L5/S1 및 S1/S2 옆에서 시행할 수 있으며, 피부내 퀴들을 만들고 뼈 가까이 주사를 한다. 골반과 대전자를 연결하는 근육들이 연루되어 있을 경우에는 대전자에서 등변(equilateral) 주사가 권장된다.

위험

- 만약 바늘이 너무 중심부로 접근하여 저항이 느껴지거나 갑자기 저항이 소실되면 반드시 흡인하여 뇌 척수액이 나오는지 확인해야 한다.
- 골과 골막 사이 직접 주사는 극심한 통증을 일으키기 때문에 피해야 한다.

병행 치료

- 천장관절의 기능장애는 거의 항상 존재하므로, 이 관절의 운동 또는 수기치료가 권장된다.
- 요방형근 그리고 골반과 대전자를 연결하는 근육들의 스트레칭을 통한 이완 기법 및 근육 안정화는 유용한 것으로 입증됐다. 환자는 집에서 운동을 반복할 수 있다.
- 근육조직을 이완시키는 의학적 운동치료와 물리치료

치료 효과: +++
주사치료 빈도: 주 2~3회, 최대 8주
수기 관절가동, 운동치료, 의학적 운동치료, 물리치료, 카이로프랙틱 치료

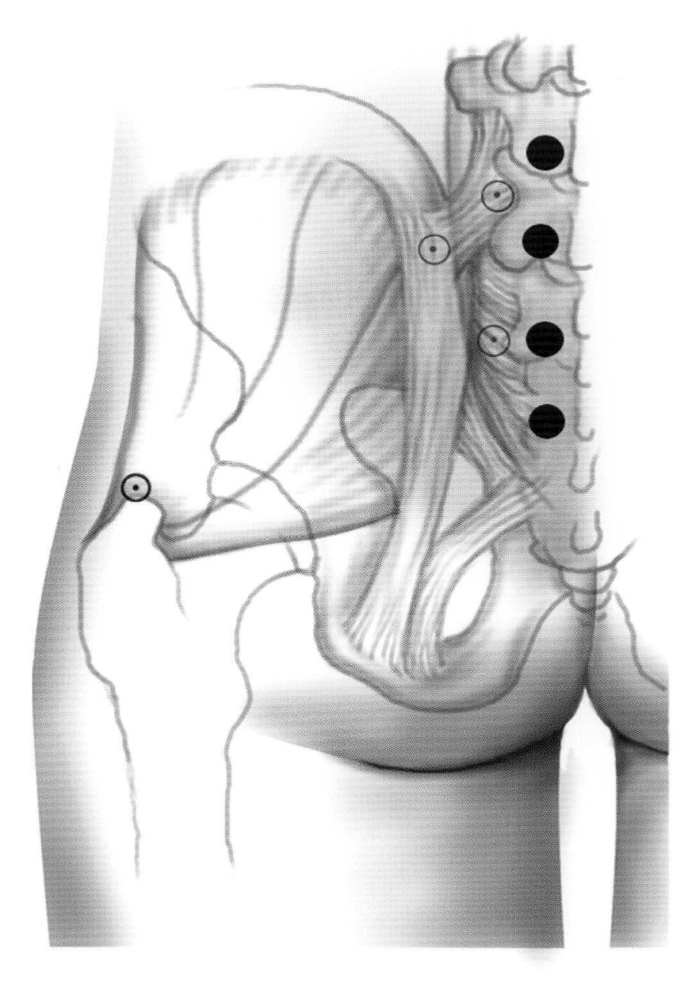

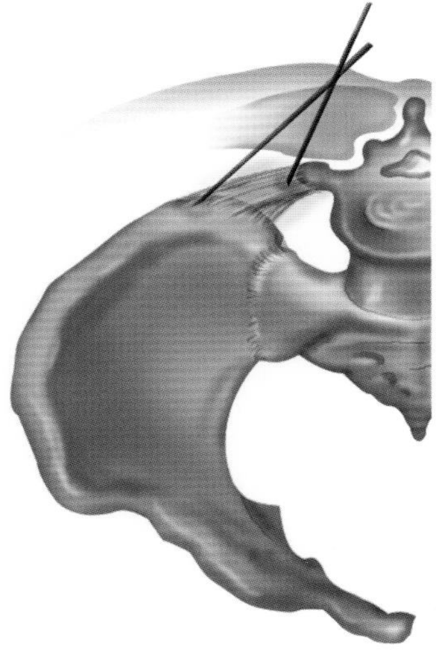

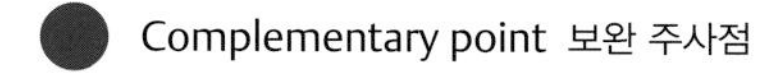

Complementary point 보완 주사점

Points of deep injection 심부 주사점

Area of pain distribution 통증 분포 부위

이상근 증후군(Piriformis Syndrome)

적응증

- 흔히 좌골신경통 형태의 가성 방사통 증상이 있다. (환자는 밤에 누워 있을 때 엉덩이 부위의 통증을 호소한다.)
- 대전자의 건병증(tendinopathy)
- 천장관절 기능장애의 병행 치료

감별진단

- 좌골신경 자극 증상
- 중둔근의 장애

재료

- 국소마취제: 5mL
- 바늘: 21G×80mm

기법

- 대전자를 촉진한다. 그 끝에서 그리고 그 후연을 따라 2cm 떨어진 곳에서 바늘을 뼈에 닿을 때까지 수직으로 삽입한다. 바늘을 1~2mm 후퇴시킨 후, 각각의 부위에서 국소마취제를 1mL 주사한다.
- 대전자와 천장관절 사이 중앙에서 이상근의 통증유발점을 찾을 수 있다. 여기에서 보통 뭉쳐있는 근육을 만질 수 있는데 여기가 통증 부위이다. 바늘을 4cm 삽입하고 국소마취제를 2mL 투여한다.

위험

- 바늘을 과도하게 전진시키면 좌골신경이 마취될 수도 있으므로, 환자가 번쩍하고 방사되는 감각을 호소하면 바늘을 후퇴시켜야 한다.

병행 치료

- 천장관절의 기능적 장애에서 수기치료
- 등척성후 이완을 포함해 이상근의 스트레칭 형태의 물리치료와 자가관절가동을 위한 지시. 다리 길이의 차이가 있는지 관찰해야 한다!

치료 효과: +++
주사치료 빈도: 주 3회, 최대 6주
수기 관절가동, 마사지, 운동치료, 정형 기술

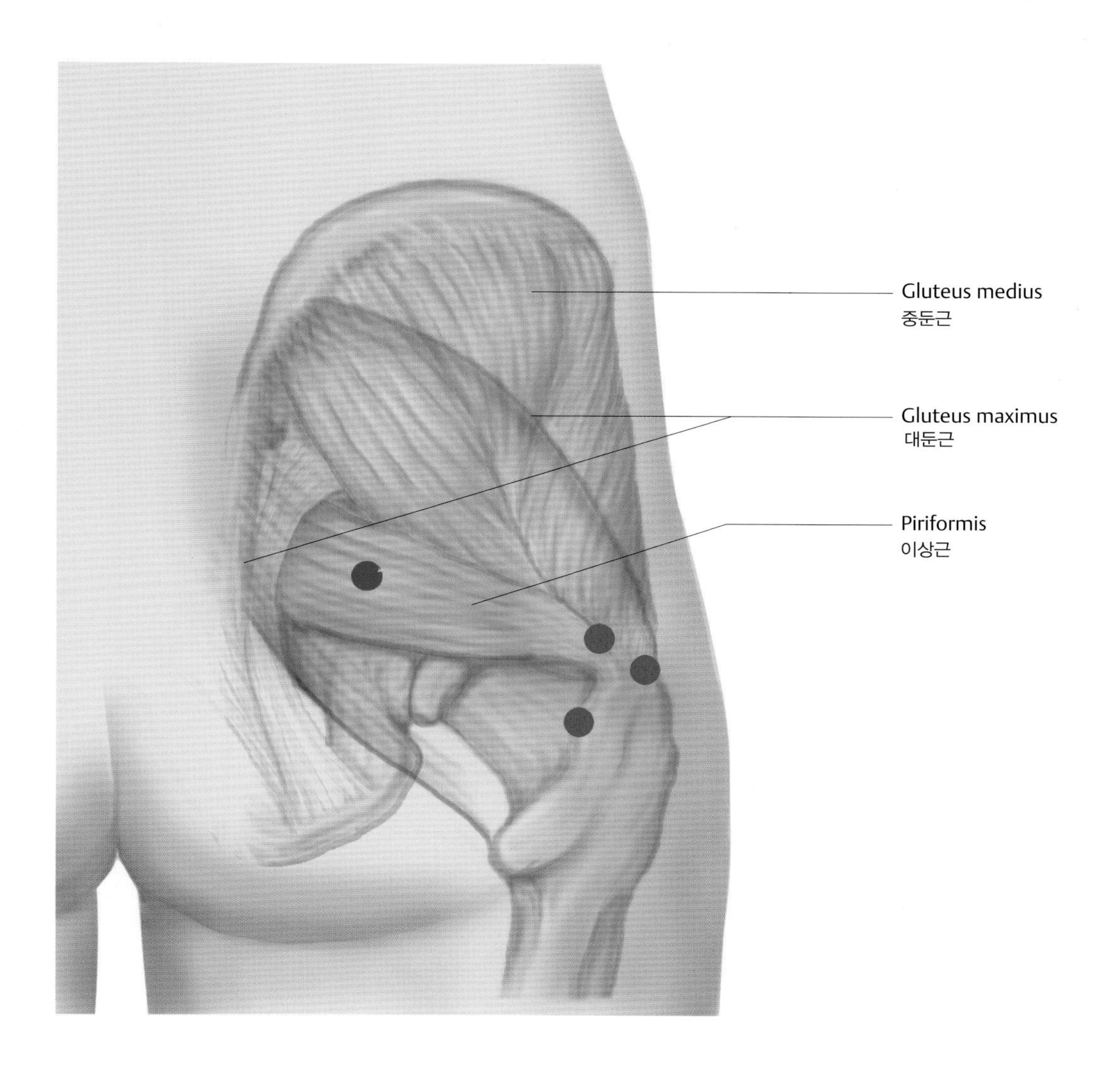

Primarily indicated injection points 주적응 주사점

Area of pain distribution 통증 분포 부위

고관절 관절주위염(Periarthritis Coxae)

적응증

- 고관절에서 미만성 통증, 고관절 관절증에 동반한 통증
- 대퇴골두의 괴사에서 보조치료
- 전고관절치환용 인공삽입물(endoprosthesis)의 삽입 후 치료
- 대퇴경부 골절 후 치료

감별진단

- 고관절염
- 노인 환자들에서 전이암

재료

- 국소마취제: 5mL
- 바늘: 21G×80mm

기법

- 먼저 환자를 옆으로 눕혀 대전자의 끝을 촉진한다. 바늘을 뼈에 닿을 때까지 수직으로 삽입 한다. 바늘을 약간 후퇴시킨 후, 국소마취제를 0.5mL 주사한다. 이러한 시술을 대전자의 전연과 후연에서 반복한다.
- 환자를 바로 눕히고 양쪽 다리를 약간 내전시킨 상태에서 내전근과 박근의 골반 부착부 위치를 촉진한다(외전 상태에서 양 다리를 저항에 대하여 서로 오무릴 때 주사 부위를 쉽게 찾을 수 있다). 바늘을 뼈에 닿을 때까지 삽입하고 국소마취제 0.5mL를 반원 형태로 3~4번 주사한다.
- 추가 주사 부위는 전상장골극을 통과하는 수직선과 대전자의 끝에서 오는 수평선의 교차점에서 약간 원위부로 위치한다. 이 삽입 부위의 위치를 확인하는 또 다른 방법은 촉진되는 대퇴동맥 맥박의 외측으로 2cm, 서혜인대의 하방으로 2cm 이동하는 것이다. 바늘을 3cm 삽입하고 국소마취제를 2mL 주사한다.

위험

- 대퇴동맥으로 주사될 위험이 있으므로, 맥박을 촉진해야 한다. 이러한 위험은 매번의 주사에 앞서 흡인을 해서 피할 수 있다.
- 대퇴신경의 마취 위험이 있다. 환자가 넓적다리에서 번쩍하는 감각을 호소하면 바늘을 후퇴시킨다. 삽입을 더욱 외측으로 반복한다.

병행 치료

- 테이블 위에서 흔들리는 줄을 이용하는 슬링 운동치료(sling exercise therapy)를 포함한 물리치료
- 온열 목욕 운동치료, 고관절 견인 치료
- 발뒤꿈치 쿠션과 같은 보조기
- 의학적 운동치료
- 이온영동
- 경피전기신경자극(TENS)
- 크나이프 요법(Kneipp therapy)에 따른 넓적다리 주수(affusion)

치료 효과: ++
주사치료 빈도: 주 1~2회, 최대 12주
운동치료, 정형 기술, 경피전기신경자극, 물리치료, 의학적 운동치료

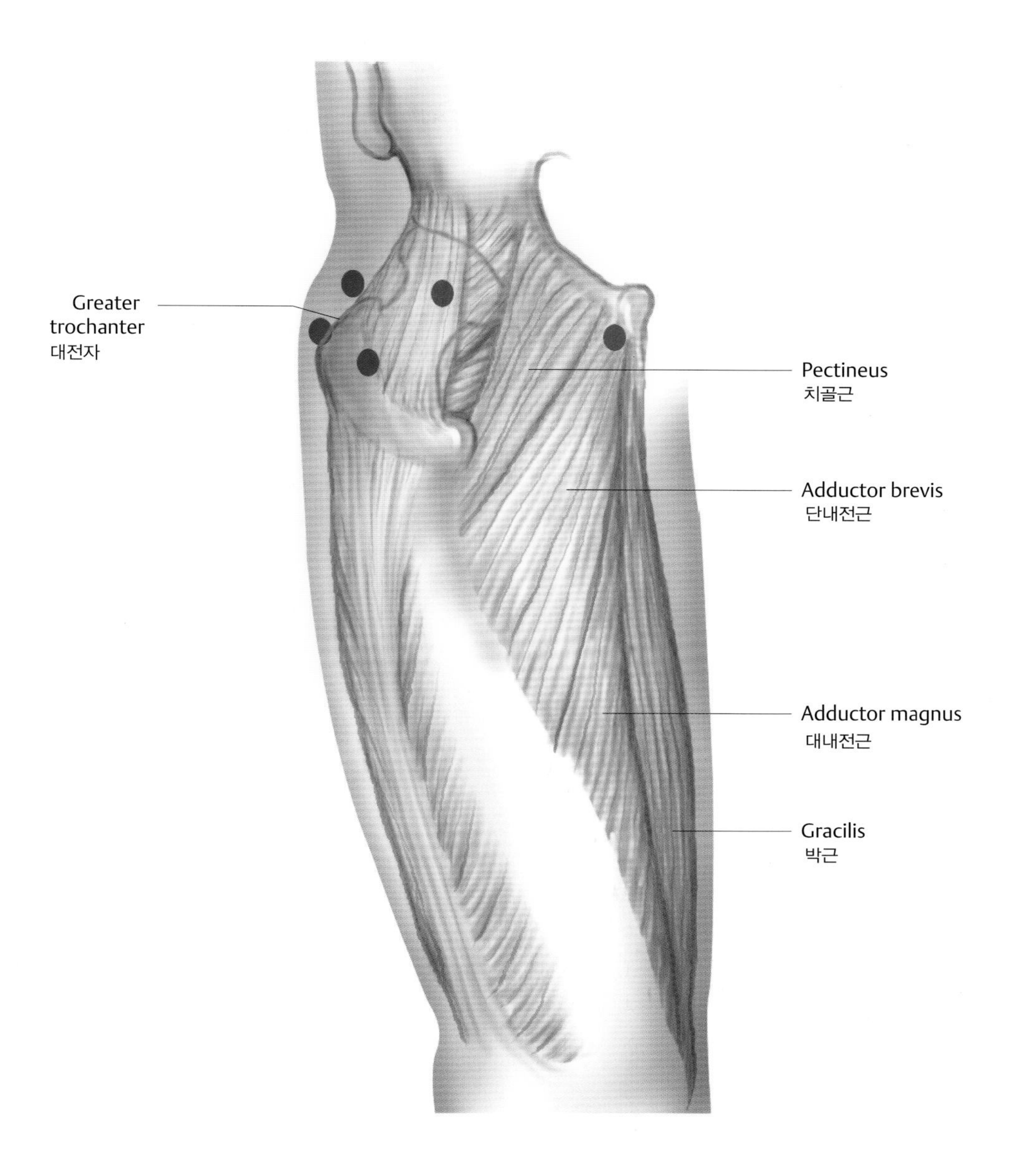

Primarily indicated injection points 주적응 주사점

Area of pain distribution 통증 분포 부위

■ 근육, 건과 인대를 통한 치료

내전근(Adductors)

적응증

- 골반 근처 내전근 부착부 건병증(tendinopathy)

감별진단

- 폐쇄근 자극 증상
- 서혜 및 대퇴탈장

재료

- 국소마취제: 2mL
- 바늘: 23G×60mm

기법

- 내전근군은 부채꼴 형태로 치골결합 근처에 모여 있다. 양쪽 다리를 약간 외전시킨 상태에서 내전근군은 골반 가장자리 가까이에서 촉진되며, 여기서 바늘을 삽입한다. 바늘은 뼈를 향하고 뼈에 닿을 때까지 전진시킨다. 부채꼴 형태로 국소마취제 0.5mL를 골막 가까이에서 3~4번 주사한다.
- 필요시 박근의 내측 부착부 부위에서 추가 주사를 한다(154~155페이지 참조).

위험

- 주사액을 고관절에 너무 가까이 투여하면, 폐쇄신경(obturator nerve)이 마취되고 폐쇄동맥(obturator artery)이 손상될 수도 있다. 이러한 위험은 주사에 앞서 바늘을 뼈에 접촉시켜 안전하게 피할 수 있다.

병행 치료

- 골반 경사도와 천장관절 기능장애의 평가, 필요시 준비운동과 정리운동을 포함한 운동 활동 중 부적절한 긴장의 평가
- 근육 불균형이 있는 경우 의학적 운동치료
- 냉동요법과 횡마찰마사지
- 초음파 치료

치료 효과: +++
주사치료 빈도: 주 2~3회, 최대 6주
마찰마사지, 운동치료, 물리치료, 의학적 운동치료

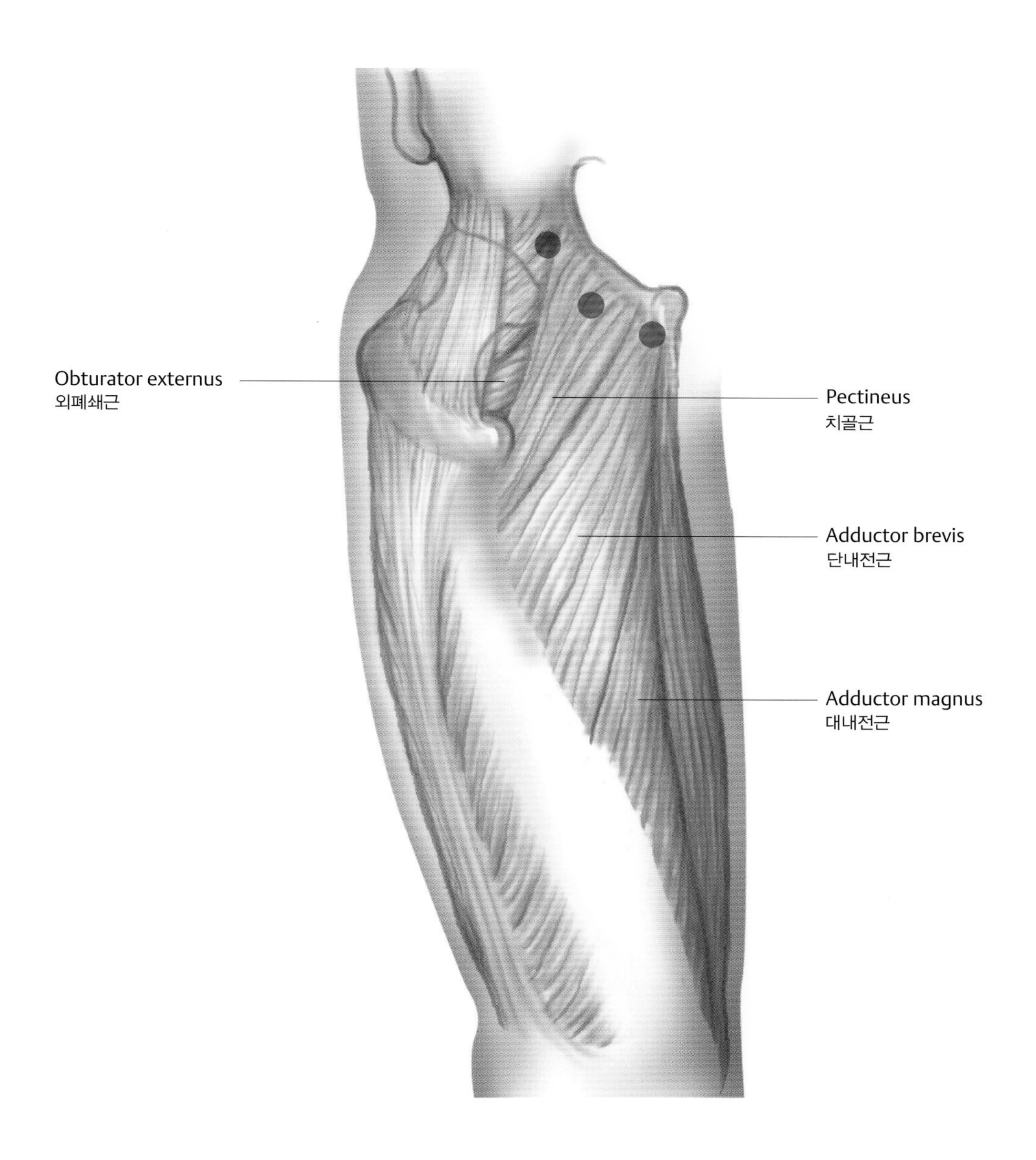

Primarily indicated injection points 주적응 주사점

Area of pain distribution 통증 분포 부위

긴 척추기립근의 통증 (Painful Long Back Extensors) : 최장근, 장늑근(Longissimus, Iliocostalis)

적응증

- 특히 앉은 자세로 일하는 환자들에서 흉추부 및 요추부 통증 증후군
- 다리로 방사되지 않는 만성 요통
- 극돌기 통증
- 흉추부에서 호흡기 질환에 대한 보조치료
- 요추부에서 후복막 질환에 대한 보조치료

재료

- 국소마취제: 5~10mL
- 바늘: 23G×60mm

기법

- 흉추부에서는 극돌기들에서 외측으로 1손가락 너비 떨어진 곳들에서 1열로 주사한다. 이 열에서 주사 부위들은 3cm 간격으로 위치한다. 바늘을 수직으로 3cm 삽입하고 국소마취제를 0.5mL 주사한다.
- 두 번째 주사 열은 첫 번째 열에서 하방으로 2cm, 외측으로 4cm 이동한 곳에 있다. 시술을 반복하되, 여기서는 삽입의 깊이가 1cm에 불과하다!
- 요추부에서 첫 번째 주사는 촉진되는 극돌기들의 높이에서 척추체의 1cm 외측에 실시한다. 두 번째 주사 열은 외측으로 5cm, 상방으로 5cm 떨어져 늑골 부착부로 올라간다. 바늘을 수직으로 척추옆 열에서는 3cm, 외측 열에서는 1cm 깊이로 삽입한다. 각각의 주사 부위에서 국소마취제를 0.5mL 투여한다.

위험

- 삽입의 깊이를 준수하면 위험은 없다.
- 외측 삽입 열들에서 바늘을 외측으로 과도하게 전진시키면, 흉막 또는 후복막 손상이 일어날 수도 있다.

병행 치료

- 온열 진흙(peloid) 치료
- 고주파 투과열요법(diathermy)
- 이완 마사지
- 부분 목욕, 크나이프 요법(Kneipp therapy)에 따른 분출(jet blitz) 마사지
- 방광경(膀胱經)을 따른 침술
- 물리치료를 통한 근육조직의 균형화
- 직업의학을 통한 업무 자세의 평가와 교정
- 척추 근육 훈련

치료 효과: +++
주사치료 빈도: 주 2~3회, 최대 8주
물리치료, 침술/마사지, 의학적 운동치료, 운동치료, 정형 기술

흉최장근
Longissimus thoracis

Iliocostalis lumborum
요장늑근

Primarily indicated injection points 주적응 주사점

Area of pain distribution 통증 분포 부위

■ 신경을 통한 치료

폐쇄신경(Obturator Nerve)

적응증

- 방사되는 고관절 통증, 고관절 관절증, 대퇴골두의 괴사, 환상통
- 서혜 및 대퇴탈장의 수술적 치료 후 지속성 통증

재료

- 국소마취제: 7mL
- 바늘: 22G×70mm

기법

- 환자를 바로 눕히고 양쪽 다리를 약간 외전시킨다. 삽입 부위는 촉진되는 치골결절에서 외측 및 하방으로 각각 1.5cm 떨어진 곳에 위치한다. 바늘을 외측 및 약간 상방으로 폐쇄관(obturator canal)을 향하게 한다. 바늘을 상부 치골지(pubic ramus)까지 전진시킨다. 뼈와 접촉한 후, 폐쇄관에 이를 때까지 바늘로 더듬어 하방으로 내려간다. 사전 흡인을 한 후, 국소마취제를 5~7mL 주사한다.

위험

- 주사액이 우연히 대퇴동맥 및 정맥, 대복재정맥(great saphenous vein), 또는 내측 대퇴 회선동맥(circumflex femoral artery)으로 투여될 위험이 있다. 이러한 위험은 주사에 앞서 흡인을 통해 안전하게 피할 수 있다.

병행 치료

- 물리치료를 통한 치골근과 외폐쇄근의 스트레칭(등척성후 이완)
- 만성 신경통에서, 비타민 B 보충제; 필요시 진통소염제

치료 효과: +++
주사치료 빈도: 주 3회, 최대 4주
운동치료, 등척성후 이완, 투약

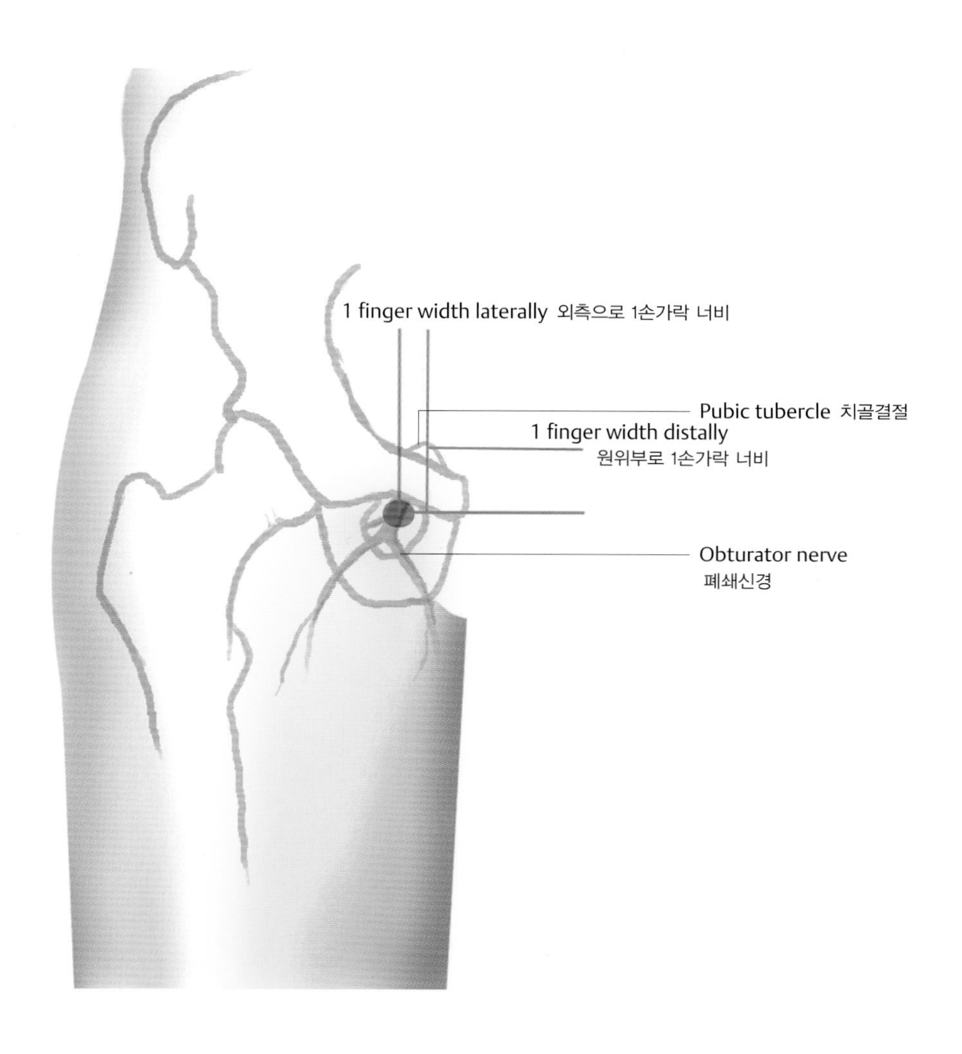

Primarily indicated injection points 주적응 주사점

Area of pain distribution 통증 분포 부위

외측 대퇴피신경
(Lateral Femoral Cutaneous Nerve)

적응증

- 야간 감각이상성 대퇴신경통(meralgia paresthetica nocturna, 야간 대퇴감각이상증), 서혜인대의 만성 자극
- 서혜 및 대퇴탈장의 수술적 치료 후 지속되는 호소 증상에서 보조치료

재료

- 국소마취제: 5mL
- 바늘: 23G×60mm

기법

- 환자를 바로 눕힌다. 전상장골극을 촉진한다. 주사 부위는 거기서 내측으로 2cm, 하방으로 2cm 떨어진 곳에 위치한다. 바늘을 수직으로 삽입하고 대퇴사두근의 근막에 닿을 때까지 전진시킨다.
- 근막에 닿은 후, 그 밑에 주사액을 침착시킨다.

위험

- 없음

병행 치료

- 비타민 B 보충제
- 국소 경피전기신경자극(TENS) 치료
- 간경(肝經: 족오리[足五里, LR10], 급맥[急脈, LR12])과 위경(胃經: 기충[氣衝, ST30], 비관[髀關, ST31])에 대한 침술
- 국소 칸타리스 고약(cantharis plaster)
- 고관절 굴근의 이완
- 지속성인 경우에 수술적 치료

치료 효과: +++
주사치료 빈도: 주 2~3회, 최대 4주; 필요시 주사 중 하나에 저용량 코르티코스테로이드를 포함시킬 수도 있다.
투약, 물리치료, 침술/지압술, 운동치료

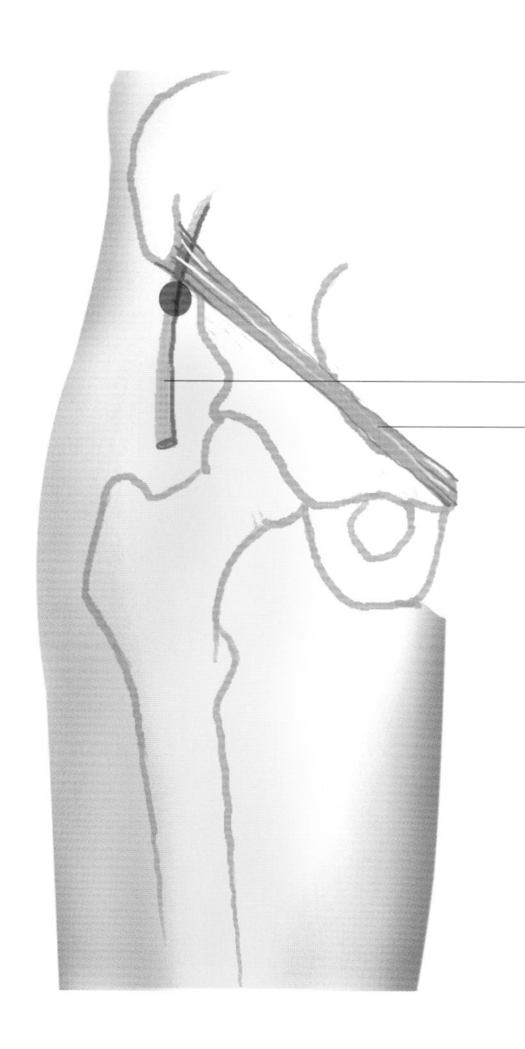

Primarily indicated injection points 주적응 주사점

Area of pain distribution 통증 분포 부위

■ 관절을 통한 치료

요추부 척추관절(Lumbar Vertebral Joints)

적응증

- 후관절 관절증
- 척추전만의 증가로 심화된 요통

감별진단

- 신경근 증상
- 극돌기간 신생관절증

재료

- 국소마취제: 각각의 레벨에 5mL
- 바늘: 20G×90mm

기법

- 환자를 앉혀 몸통을 굴곡시키거나 엎드려 눕혀 배 밑에 베개를 받친다.
- 다음과 같은 지점을 촉진해 표시한다: L5, L4 및 L3 극돌기; L5, L4 및 L3 극돌기 사이 수평선상에서 외측으로 2cm 떨어진 곳. 바늘을 뼈에 닿을 때까지 수직으로 6~9cm 전진시킨다.
- 각 극돌기 부위 및 관절에 국소마취제를 2mL 주사한다.

위험

- 바늘을 너무 정중선 가까이로 삽입하면, 경막외 주사가 일어날 수도 있다. 바늘을 너무 외측으로 삽입하면, 해당 척수신경이 마취될 수도 있다. 국소마취제의 주사에 앞서 반드시 바늘을 뼈와 접촉시켜야 한다.

병행 치료

- 다열근의 이완
- 요추전만을 교정하는 보조기
- 일시적인 안정 자세로, 바로 누워 엉덩이와 무릎을 90도 굴곡시키고 하퇴부를 지지함
- 전방 근육 사슬의 강화

치료 효과: +++
주사치료 빈도: 주 1~2회
정형 기술, 침술/지압술, 카이로프랙틱 치료, 물리치료

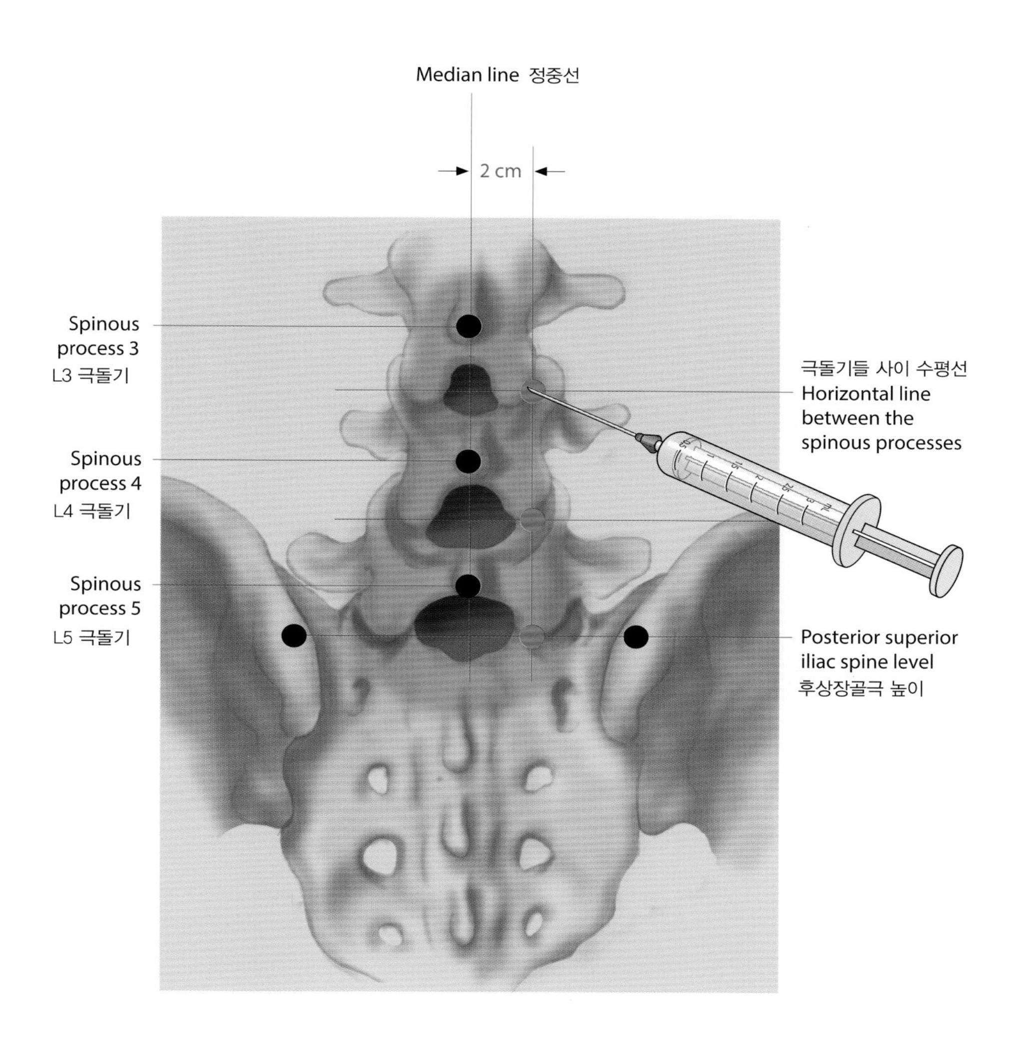

Primarily indicated injection points 주적응 주사점

Area of pain distribution 통증 분포 부위

제7장

하지
Lower Extremities

■ 복합 통증

슬개대퇴 통증 증후군(Patellofemoral Pain Syndrome): 러너의 무릎(Runner's Knee)

적응증

- 슬개인대와 대퇴사두근 원위부의 자극
- 슬개연골병증과 슬관절 관절병증
- 거위발건증(pes anserinus tendinosis)
- 슬개건염: 점퍼의 무릎(jumper's knee)
- 슬개하신경의 자극

감별진단

- 슬관절의 염증(슬관절염)
- 대퇴직근의 장애에서 연관통
- 외측광근의 단축에서 연관통
- 비복신경의 염증성 변화에서 방사통과 L4 분절의 신경근 증상

재료

- 국소마취제: 3~5mL
- 바늘: 27G×40mm

기법

- 바늘을 쉽게 촉진되는 슬개골 끝 하방에서 정중선상에 삽입하고 약 1~1.5cm 전진시킨다. 흡인 후(관절강내 주사를 피하기 위해), 국소마취제를 1~1.5mL 주사한다.
- 다음 주사들은 정중선에서 옆으로 약 한 손가락 너비 떨어진 무릎 내측면의 통증 부위에서 시행한다. 환자의 무릎을 신전시킨 상태에서 관절을 지나가면서 1~1.5cm 간격으로 국소마취제를 1~1.5mL 주사한다. 바늘은 0.5~1cm 정도로만 삽입한다. 관절강내 주사를 피하기 위해서는 흡인이 필수적이다.
- 아울러 슬개골 상방에서 대퇴직근의 부착 부위 내측 및 외측으로 국소마취제를 1mL 주사한다. 환자에게 신전시킨 다리를 들어올리도록 하면 근육의 경계를 쉽게 촉진할 수 있다.

위험

- 이 부위에서는 천층 주사로 충분하므로, 삽입 깊이(0.5~1cm)를 초과하지 않아야 하고 사전 흡인을 해야 한다.

병행 치료

- 기저 질환에 따라, 신발창(안창과 겉창)의 조정 그리고 발 정역학(foot statics) 또는 다리 길이와 관련한 조정을 통해 물리적 긴장을 조절해야 한다. 특히 젊은 환자들에서 내측광근과 외측광근의 심한 불균형을 흔히 관찰할 수 있다. 이러한 경우에 내측광근에 대한 보조 강화 운동이 요구된다. 경비관절에 장애가 있을 경우에는 수기치료를 통한 관절가동이 권장된다.
- 지속성 자극이 있고 반달연골의 파열을 알아 보는 맥머레이 검사(McMurray test) 또는 쿠퍼 검사(Cooper test)에서 양성인 경우에는 관절경검사 또는 MRI를 통해 관절을 평가해야 한다. 박리성 골연골염(osteochondritis dissecans)과 골연골 괴사를 방사선 평가로 배제해야 할 것이다.
- 급성 통증에서는 운동 및 활동의 일시적인 유예가 권장된다.
- 기질적 관련이 없는 두통을 동반하는 무릎 통증에서, 무릎에 가까운 족삼리(足三里, ST36)와 아울러 협거(頰車, ST6), 두유(頭維, ST8) 및 합곡(合谷, LI4) 경혈점에 대한 침술이 효과적인 것으로 나타났다.
- 원혈(原穴)에 근거한 침자리(yuan source point)라고 불리는 양릉천(陽陵泉, GB34)과 구허(丘墟, GB40) 부위에서 국소마취제를 0.5mL 추가 주사하면 유용하다. 항상 요추의 기능적 장애와 함께 두통에 대해 문진한다.

치료 효과: ++
주사치료 빈도: 주 1~2회, 최대 12주
정형 기술, 운동치료, 의학적 운동치료,
수기 관절가동, 침술/지압술

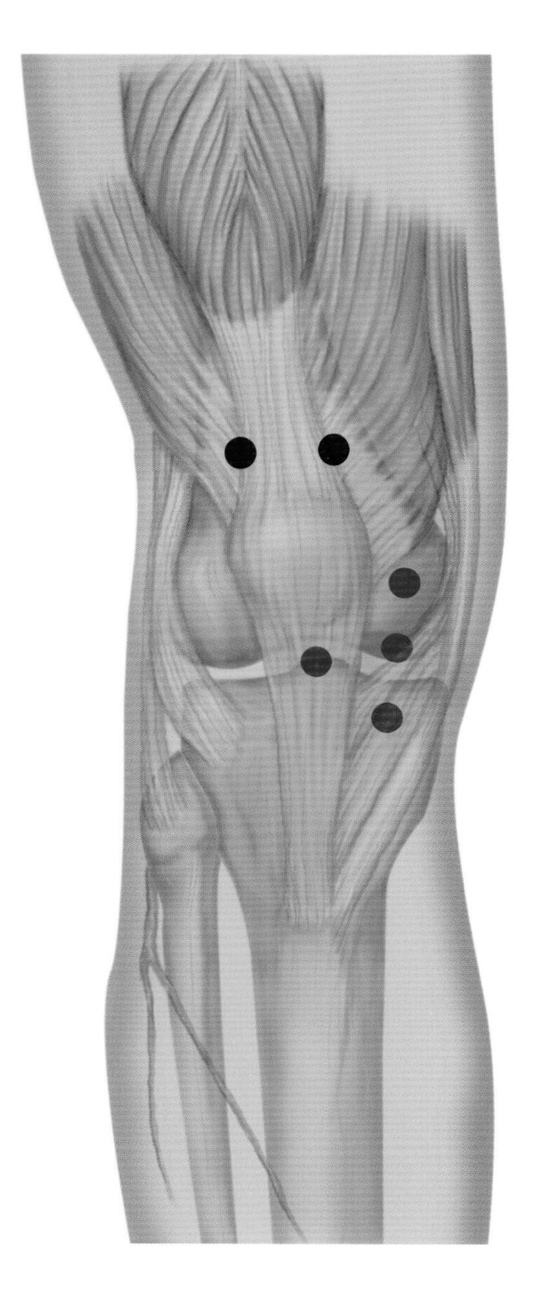

Primarily indicated injection points 주적응 주사점

Complementary point 보완 주사점

Area of pain distribution 통증 분포 부위

박근 및 거위발건 통증 증후군
(Gracilis and Pes Anserinus Pain Syndromes)

적응증

- 정중 무릎 부착부 건증
- 슬관절낭의 과로 증후군
- 정중 슬관절염에서 보조치료

재료

- 국소마취제: 3mL
- 바늘: 27G×40mm

기법

- 환자의 무릎을 신전시키면 내측 관절선에서 근육이 가늘어져 강하게 불거진 곳을 촉진할 수 있다. 이것을 원위부에서 촉진했을 때 경골두의 인대 부착부를 확인할 수 있다. 여기서 바늘을 상방으로 향해 삽입하고 부착 부위에 국소마취제를 부채꼴 형태로 범람시킨다.
- 처음에는 약간 후방으로 비껴 올라가는 두측(頭側) 수직선상에서 추가로 2~3개의 피부내 쿼들을 2cm 간격으로 만든다. 각각의 쿼들에서 주사액을 0.2mL 주사한다.

위험

- 복재신경과 그 분지인 슬개하신경의 마취
- 관절강내 주사
- 바늘의 각도를 낮춰 두측으로 삽입하면 관절강내 주사를 안전하게 피할 수 있다. 복재신경이 일시적으로 마취되었으면, 환자에게 그 일시적인 특성에 대해 설명해야 한다.

병행 치료

- 이온영동 치료, 국소 냉동 마찰마사지
- 물리치료를 통한 봉공근, 반건양근과 박근의 이완
- 항염제 도포 밀봉 붕대
- 크나이프 요법(Kneipp therapy)에 따른 교대 무릎 주수(affusion)

치료 효과: +++
주사치료 빈도: 주 3회, 최대 6주
물리치료, 마찰마사지, 운동치료, 의학적 운동치료

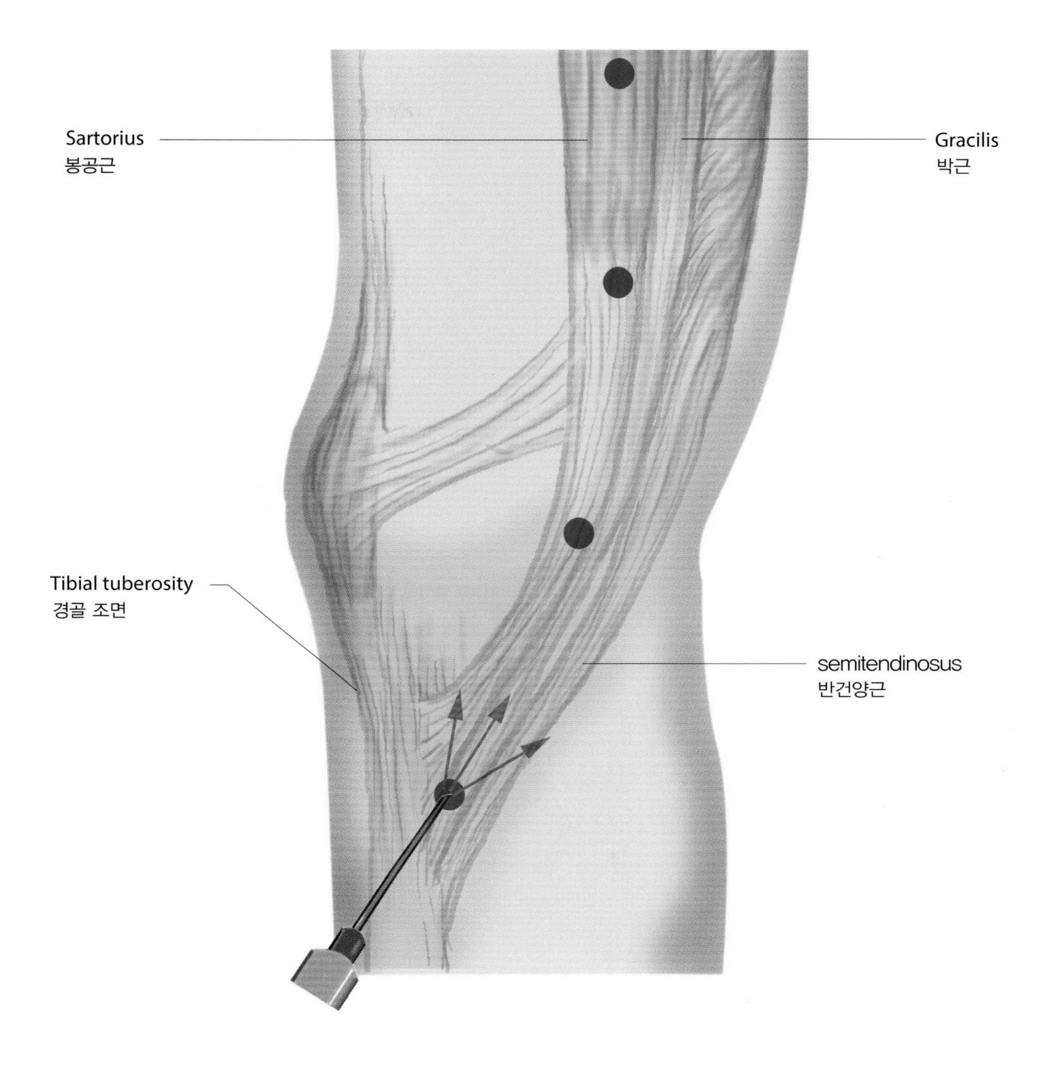

Primarily indicated injection points 주적응 주사점

Area of pain distribution 통증 분포 부위

■ 근육, 건과 인대를 통한 치료

대퇴이두근(Biceps Femoris)

적응증

- 슬관절의 외측연 통증, 비골두 통증
- 대퇴이두근의 근건염

감별진단

- 외측 반월상 연골의 병변
- 슬개하신경의 자극
- 메종뇌브 골절(Maisonneuve fracture, 근위 비골의 나선형 골절)

재료

- 국소마취제: 2mL
- 바늘: 27G×40mm

기법

- 비골은 촉진을 통해 위치가 쉽게 확인된다. 바늘을 1cm 상부에서 비골두를 향해 삽입한다.
- 뼈에 닿은 후, 바늘을 후퇴시키면서 주사액을 투여한다.

위험

- 비골신경의 마취 위험이 있다. 이 신경은 비골두 후방에서 비골두로 진행하며 이 골두를 감싸면서 상방으로 올라간다. 주사에 앞서 바늘을 뼈와 접촉시키면 비골신경의 마취를 안전하게 피할 수 있다.

병행 치료

- 수기치료를 통한 경비관절의 운동
- 마찰마사지
- 초음파 치료
- 냉동요법
- 침술: 족삼리(足三里, ST36), 독비(犢鼻, ST35)

치료 효과: ++
주사치료 빈도: 주 2회, 최대 4주
수기 관절가동, 마찰마사지, 물리치료, 침술/지압술

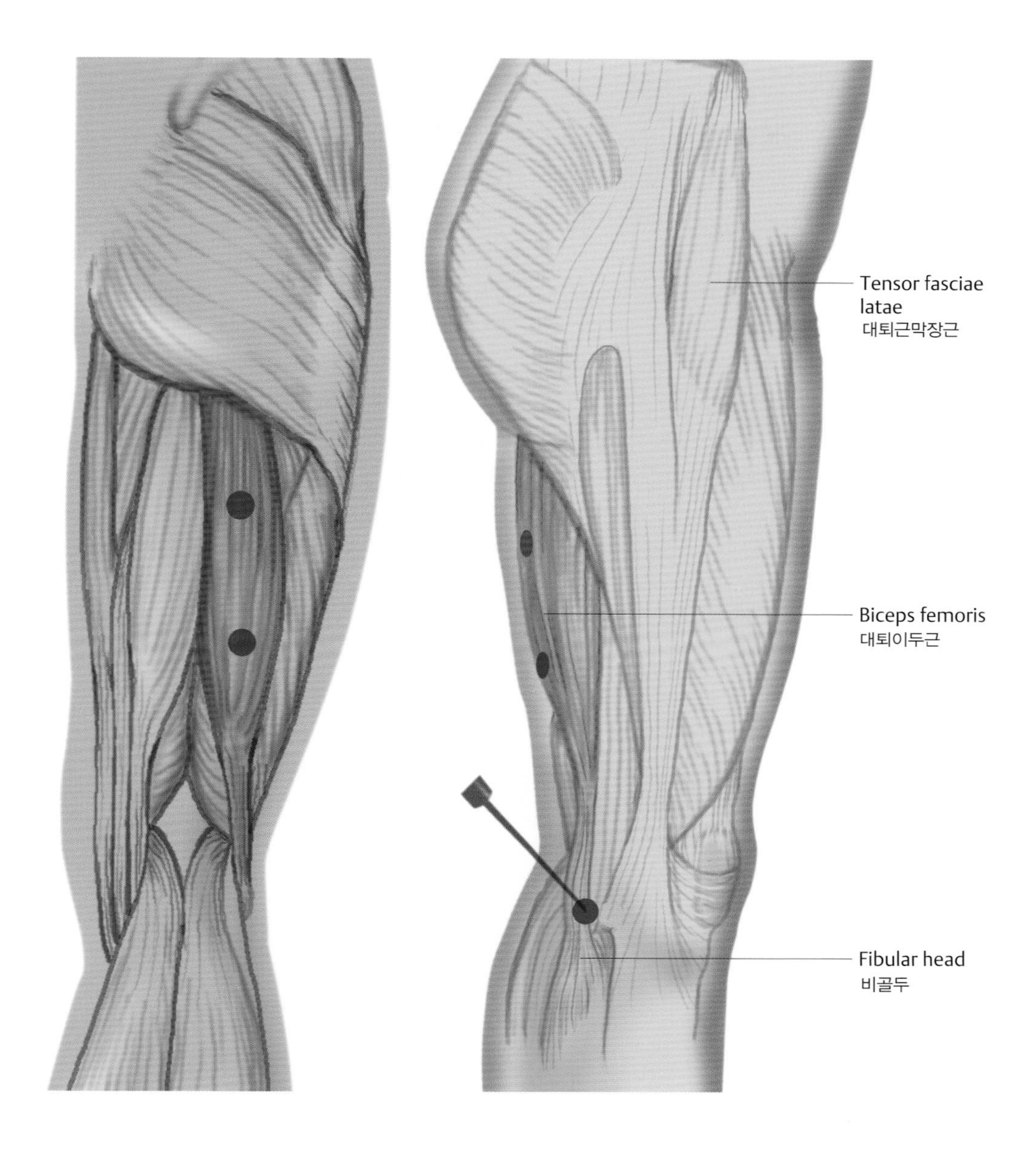

Primarily indicated injection points 주적응 주사점

Area of pain distribution 통증 분포 부위

대퇴사두근(Quadriceps Femoris)

적응증

- 통증이 특히 슬관절 근처의 슬개골 상부에서 그리고 슬개골 하극 증후군(lower patellar pole syndromes)의 형태로 나타난다.
- 슬개연골병증과 슬개후 관절증(retropatellar arthrosis)에서 보조치료

감별진단

- 관절내 유리체
- 슬개전 점액낭염(prepatellar bursitis)
- 슬관절증, 슬관절염

재료

- 국소마취제: 3mL
- 바늘: 27G×44mm

기법

- 슬개골의 상연을 촉진하고 촉진되는 뼈 모서리의 상방에서 3번 또는 4번의 주사를 한다. 먼저 피부내 쿼들을 만든 다음, 바늘을 0.5cm 전진시키고 각각의 부위에 국소마취제를 0.3mL 주사한다.
- 슬개골 하극 부위에서 시술을 반복한다. 삽입은 뼈를 향하게 한다. 뼈 밑 슬개골 골막 가까이에서 국소마취제를 0.5mL 주사한다. 삽입의 깊이는 0.5cm이다.
- 마지막으로, 촉진되는 경골 조면(tibial tuberosity) 부위의 상연에서 쿼들을 만든다. 그런 다음 바늘을 뼈에 닿을 때까지 전진시킨다. 바늘을 1mm 후퇴시킨 후, 국소마취제를 0.5mL 주사한다.

위험

- 의도하지 않은 관절강내 주사 위험이 있다. 이러한 위험은 삽입의 깊이를 준수하고 주사에 앞서 바늘을 뼈와 접촉시킴으로써 피할 수 있다.

병행 치료

- 슬개골의 견인 가동
- 근육 불균형에서 운동을 통해 내측광근을 강화하는 것이 흔히 필요하다.
- 대퇴사두근 지지 보조기의 처방, 예를 들어 네거티브 힐(negative heel: 신발의 뒤축을 나머지 부분보다 약간 낮게 설계해 착용하면 족배굴곡 자세가 나온다)
- 프리스니츠(Priessnitz) 찜질
- 의학적 운동치료

치료 효과: ++
주사치료 빈도: 주 2회, 최대 8주
수기 관절가동, 운동치료, 의학적 운동치료, 정형 기술, 물리치료

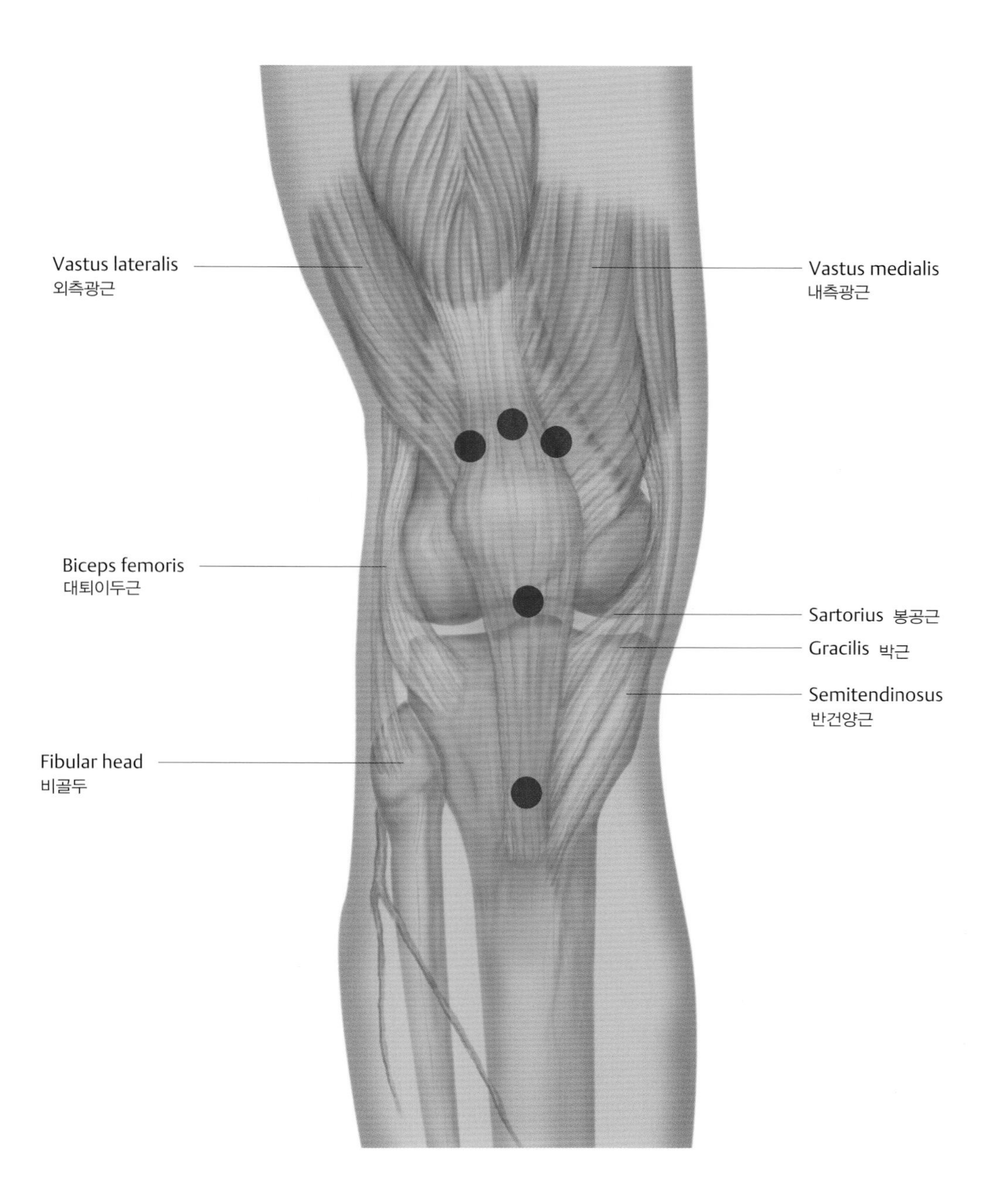

Primarily indicated injection points 주적응 주사점

Area of pain distribution 통증 분포 부위

하퇴삼두근(Triceps Surae)

적응증

- 아킬레스건으로 방사되는 종아리 통증
- 다음의 경우에 보조치료:
  - 아킬레스건통증(achillodynia)
  - 슬관절 굴곡 구축(contracture)
  - 구축된 족하수(contracted drop foot)
  - 야간 종아리 경련

감별진단

- 정맥부전
- 심부 정맥 혈전증
- 구획 증후군
- 말초동맥 폐색

재료

- 국소마취제: 5mL
- 바늘: 25G×50mm

기법

- 환자를 엎드려 눕힌 후, 발목을 신전시키고 비복근과 가자미근을 긴장시켜야 한다. 비복근의 상연에서 두 개의 비복근두(head of gastrocnemius) 상연을 확인한다. 바늘을 2cm 삽입하고 각각의 측에 국소마취제를 0.5mL 주사한다.
- 5cm 원위부의 근복 양측에서 바늘을 2cm 삽입하고 0.5mL의 국소마취제를 주사한다. 그런 다음 바늘을 또 한 번 2cm 전진시키고 주사액을 다시 투여한다.
- 두 개의 비복근두의 원위 결합부 위치를 확인한다. 정중선에 있는 절흔이 정확한 주사 부위이다. 바늘을 수직으로 2cm 삽입하고 국소마취제를 0.5mL 주사한다.

위험

- 소복재정맥으로 주사될 위험이 있다.
- 바늘을 과도하게 전진시키면, 경골신경이 마취될 수도 있다.

병행 치료

- 물리치료를 통한 근육이완
- 결합조직 마사지
- 슬관절과 발목관절의 견인 가동
- 필요시 발뒤꿈치 창을 통한 지지
- 크나이프 요법(Kneipp therapy)에 따른 종아리 주수(affusion)
- 프리스니츠(Priessnitz) 찜질, 부항요법

치료 효과: ++
주사치료 빈도: 주 3회, 최대 6주
운동치료, 마사지, 수기 관절가동, 정형 기술, 물리치료

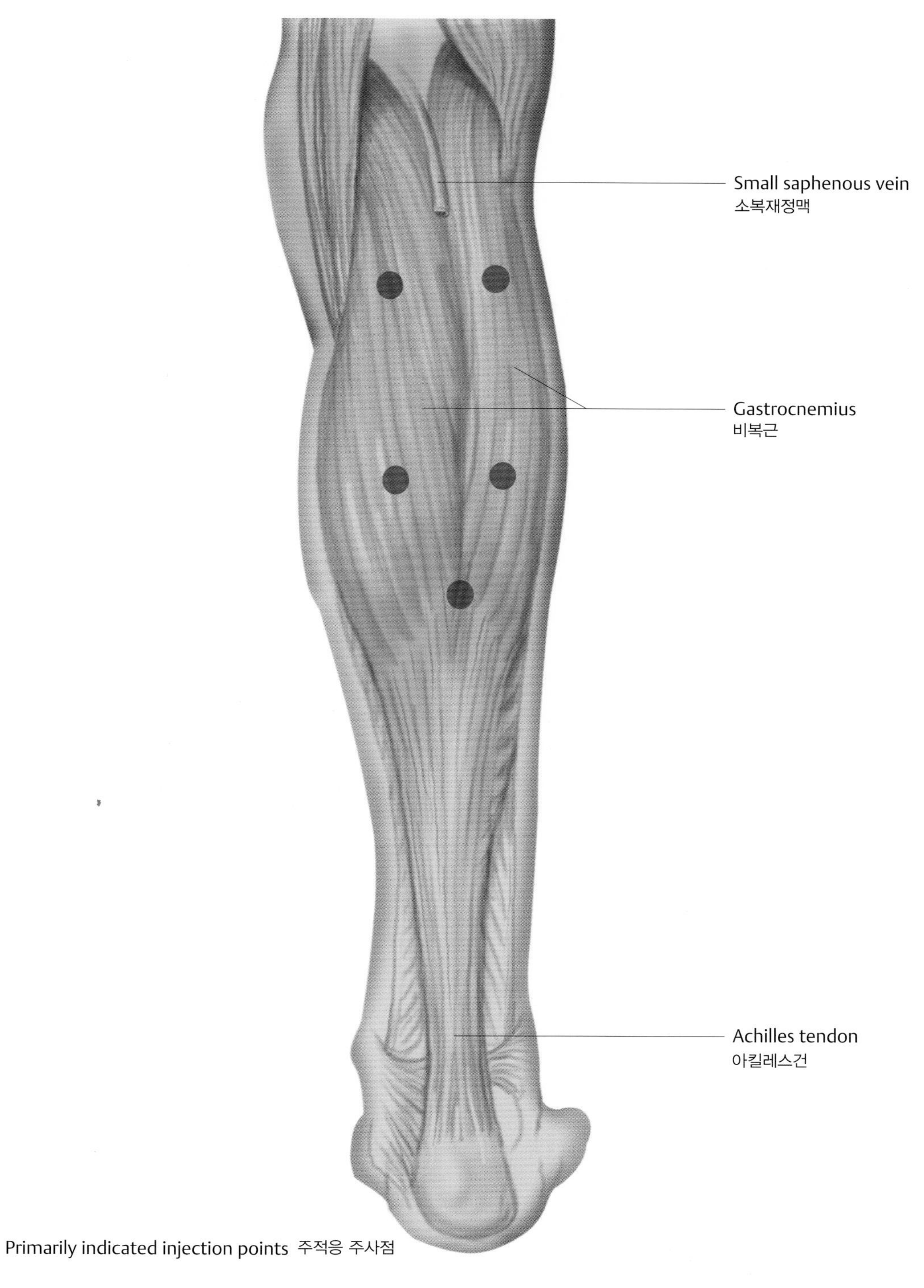

Primarily indicated injection points 주적응 주사점

Area of pain distribution 통증 분포 부위

비골근(Peronei)

적응증

- 하퇴부 외측 부위의 통증
- 족관절 외과에서 건의 주행에 따르는 통증
- 다음의 경우에 보조치료:
  - 내반슬(genu varum, 활모양다리)
  - 발목관절 상부 및 하부의 기능장애
  - L4/L5에서 디스크 탈출 후 부분적인 근육의 약화

감별진단

- 구획 증후군
- 말초동맥 폐색

재료

- 국소마취제: 3mL
- 바늘: 27G×40mm

기법

- 환자를 옆으로 눕힌다. 돌출된 비골두를 촉진한다. 비골두 바로 아래 근육 부착부로 이행하는 부위에서 첫 번째 주사를 한다. 바늘을 뼈에 닿을 때까지 수직으로 삽입한다. 그런 다음 바늘을 1mm 후퇴시키고 국소마취제를 0.5mL 주사한다.
- 비골두에서 족관절 외과로 내려가는 직선상에서 추가로 4cm 간격으로 2번의 주사를 한다. 바늘을 수직으로 1cm 삽입하고 국소마취제를 0.5mL 투여한다.
- 마지막 주사는 족관절 외과에서 후방으로 시행한다. 비골근 건과 거의 평행하게 바늘의 각도를 낮춰 미측(caudally)으로 건초에 삽입한다. 그런 다음 국소마취제를 0.5mL 주사한다.

위험

- 주사액이 비골두의 후방으로 투여되면, 비골신경이 마취되고 발의 족배굴곡이 일시적으로 약화될 수도 있다.
- 이 외의 위험은 알려져 있지 않다.

병행 치료

- 족저굴곡을 위한 동적 운동
- 비골하 마찰마사지
- 프리스니츠(Priessnitz) 찜질
- 발뒤꿈치 겉창을 통한 신발 조정으로 비골근 지지
- 전기요법 형태의 물리치료

치료 효과: ++
주사치료 빈도: 주 2회, 최대 8주
의학적 운동치료, 운동치료, 마찰마사지, 정형 기술, 물리치료

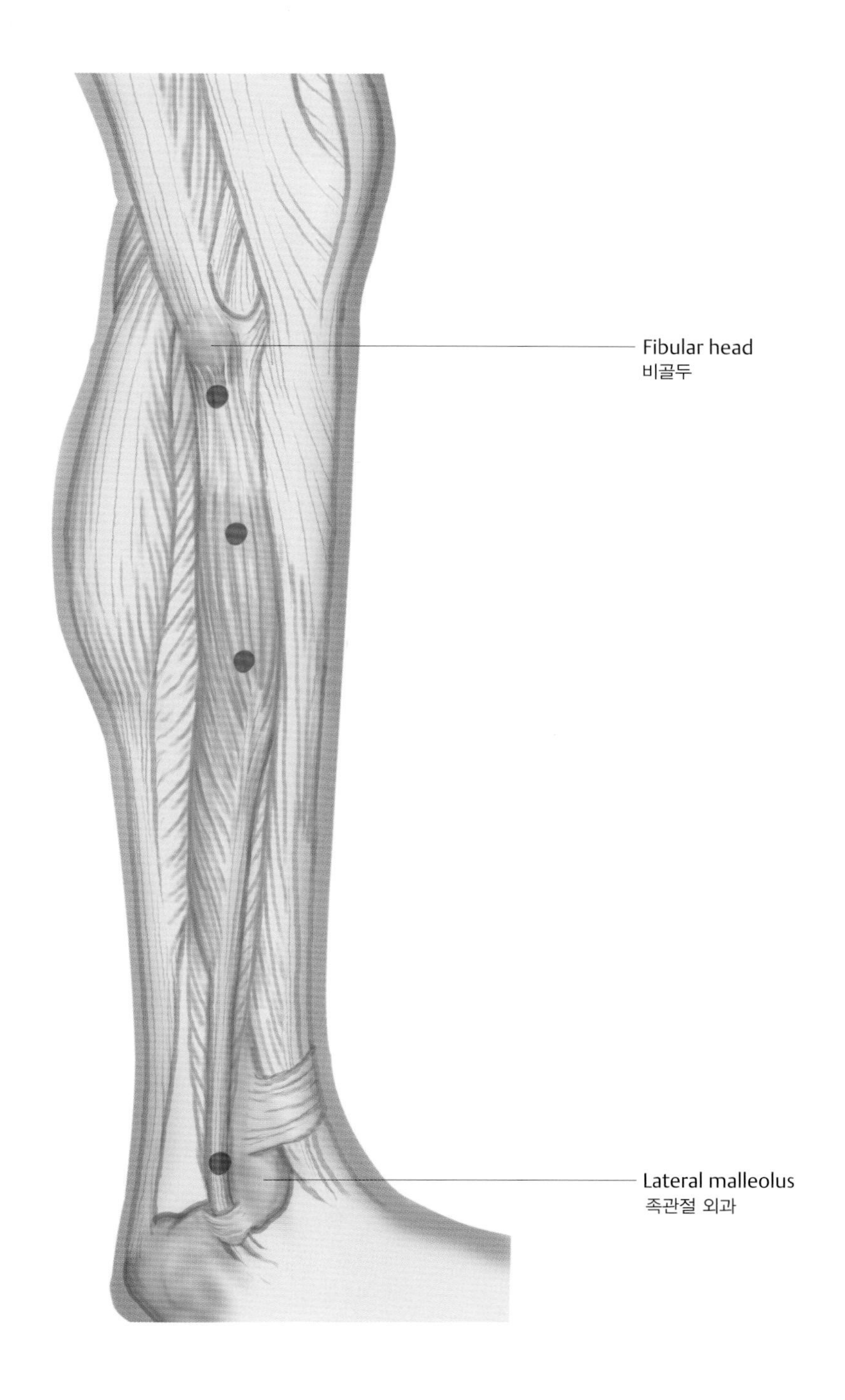

Primarily indicated injection points 주적응 주사점

Area of pain distribution 통증 분포 부위

내측 측부인대(Medial Collateral Ligament)

적응증

- 다음과 같은 상태:
  - 슬관절의 비틀림
  - 측부인대의 부분 파열
  - 측부인대의 수술적 치료
- 주변 조직에서 방사되는 건증(radiating tendinosis)

감별진단

- 내측 반월상 연골의 손상
- 박리성 골연골염
- 내측 슬관절증

재료

- 국소마취제: 2mL
- 바늘: 27G×20mm

기법

- 촉진되는 내측 관절면을 촉진한다. 내측 측부인대의 주행을 따라 관절면으로부터 상방 및 하방으로 2cm 떨어진 곳에서 바늘을 뼈에 닿을 때까지 수직으로 삽입한다.
- 그런 다음 바늘을 1mm 후퇴시키고 근위 및 원위 부착 부위에 국소마취제를 0.5mL 주사한다.

위험

- 없음

병행 치료

- 증상의 원인에 따라 인대 부착부에서 마찰마사지
- 국소 냉동요법
- 측부인대를 지지하는 조치
- 경피전기신경자극
- 간경(肝經)에 대한 침술: 중도(中都, LR6), 슬관(膝關, LR7), 곡천(曲泉, LR8)과 음포(陰包, LR9)
- 음파영동

치료 효과: +++
주사치료 빈도: 주 3회, 최대 4주
마찰마사지, 경피전기신경자극, 정형 기술, 침술/지압술, 물리치료

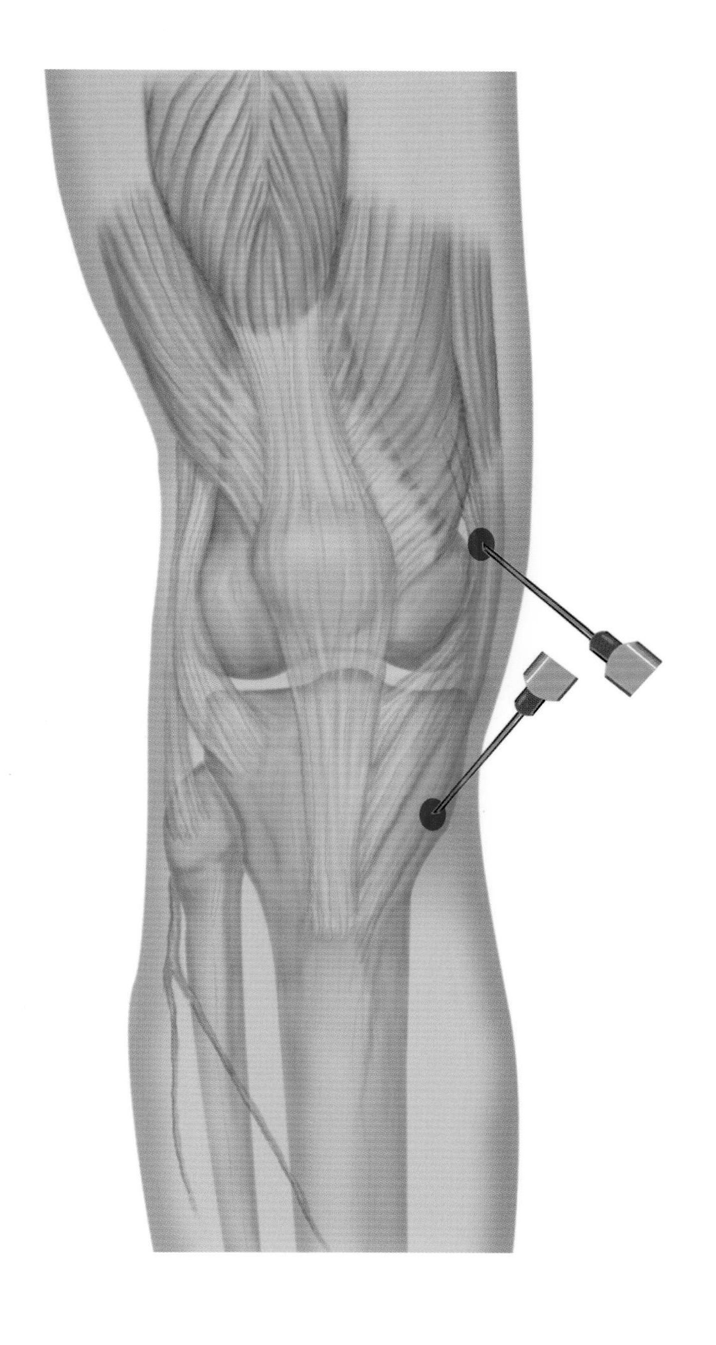

Primarily indicated injection points 주적응 주사점

Area of pain distribution 통증 분포 부위

외측 측부인대(Lateral Collateral Ligament)

적응증

- 외측 측부인대의 비틀림
- 수술적 치료 후 부분 파열과 장애
- 애쥬번트 건증(adjuvant tendinosis)

재료

- 국소마취제: 2mL
- 바늘: 27G×20mm

기법

- 외측 관절면을 촉진한다. 무릎을 약간 굴곡시킨 상태에서 인대는 비골두에서 대퇴골의 외측 상과로 지나간다. 촉진되는 관절면에서 하방으로 약 2cm 떨어진 비골두 상방에서 바늘을 삽입해 뼈에 닿게 한다. 그런 다음 바늘을 1mm 후퇴시키고 국소마취제를 0.5mL 주사한다.
- 시술을 관절면에서 상방으로 2cm 떨어진 곳에서 반복한다. 바늘을 뼈에 닿을 때까지 삽입한 후, 1mm 후퇴시키고 국소마취제를 0.5~1mL 주사한다.

위험

- 비골두 부위에서 바늘을 너무 후방으로 삽입하고 과도하게 전진시키면, 비골신경이 마취될 수도 있다. 이는 족배굴곡의 일시적인 약화를 초래할 수 있다. 삽입 부위의 위치를 정확히 확인해야 한다.

병행 치료

- 시리악스 기법(Cyriax technique)에 따른 마찰 마사지
- 국소 냉동요법, 외측 구획에 가해지는 긴장의 감소
- 프리스니츠(Priessnitz) 찜질
- 무릎 주수, 음파영동, 신발 조정, 잘못된 발 정역학(foot statics)의 교정

치료 효과: +++
주사치료 빈도: 주 3회, 최대 4주
마찰마사지, 물리치료, 정형 기술

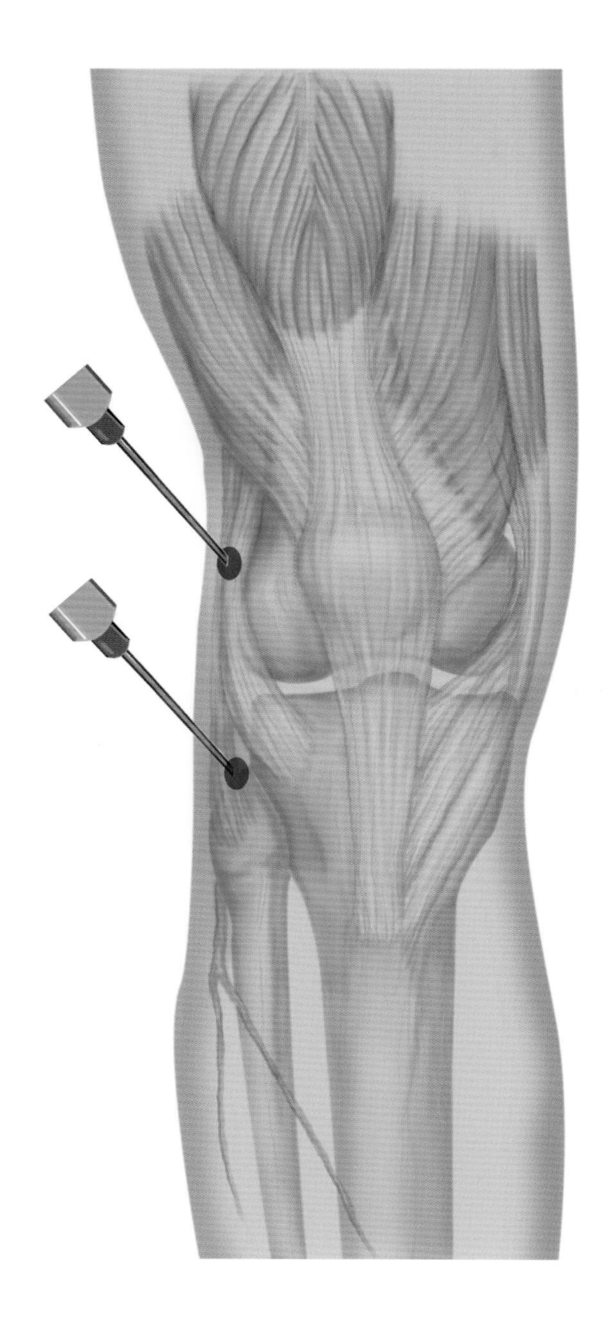

Primarily indicated injection points 주적응 주사점

Area of pain distribution 통증 분포 부위

■ 신경을 통한 치료

슬개하신경(Infrapatellar Nerve)

적응증

- 슬개연골병증, 경골 조면의 통증 증후군
- 다음의 경우에 보조치료:
  - 내측 반월상 연골의 병변
  - 내측 슬관절증

재료

- 국소마취제: 3mL
- 바늘: 27G×40mm

기법

- 복재정맥의 슬개하분지는 경골 조면 바로 상방에서 복재정맥으로부터 갈라져 무릎으로 거의 수평으로 주행한다. 슬개하신경에 대한 국소마취에서는 바늘을 봉공근(sartorius)에서 촉진되는 말단부의 전방 및 관절선의 하방에서 미측으로(caudally) 삽입해야 한다.
- 바늘을 3cm 전진시킨 후, 바늘을 후퇴시키면서 국소마취제를 지속적으로 주사한다.

위험

- 주사를 너무 후방으로 하면 복재신경이 마취되고 우연히 대복재정맥 또는 동맥으로 주사될 수도 있으므로, 주사에 앞서 흡인이 요구된다.

병행 치료

- 신발 조정(발뒤꿈치 외측 창)을 통해 내측 구획에 가해지는 긴장의 감소, 슬개골에 대한 근육 제어의 균형화, 슬개골에 가해지는 긴장의 감소
- 봉공근과 박근에 대한 마찰마사지
- 정유(essential oil)의 국소 도포

치료 효과: +++
주사치료 빈도: 주 3회, 최대 4주
정형 기술, 운동치료, 의학적 운동치료, 투약

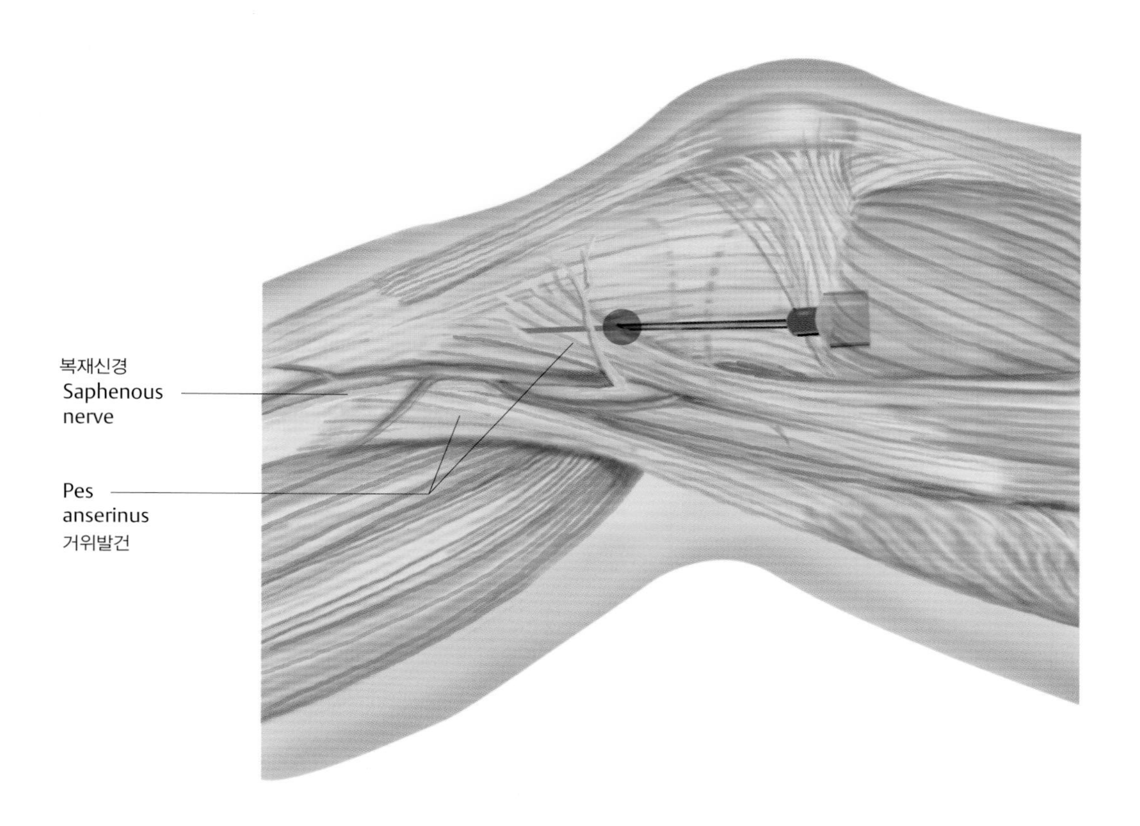

Primarily indicated injection points 주적응 주사점

Area of pain distribution 통증 분포 부위

족근관과 후경골 구획(Tarsal Tunnel and Tibialis Posterior Compartment)

적응증

- 족근관 증후군(tarsal tunnel syndrome)
- 보상부전 외반족(decompensated pes valgus)을 동반한 만성 발목관절 통증
- 상부 및 하부 발목관절의 기능적 장애와 관절증

감별진단

- 상부 발목관절의 관절염
- 아킬레스건통증, 상부 발목관절의 외상성 손상
- 말초동맥 폐색

재료

- 국소마취제: 3mL
- 바늘: 27G×40mm

기법

- 환자의 발을 외회전시킨 상태에서 후경골동맥을 촉진하고 표시한다. 삽입은 내과와 쉽게 촉진되는 경골동맥 사이에서 한다. 바늘을 뼈에 닿을 때까지 발 쪽으로 1.5cm 전진시킨다. 흡인 후, 국소마취제를 1.5mL 주사한다.
- 신경의 해부학적 변동성 때문에, 동맥의 반대측에서 주사를 반복한다. 바늘을 다시 혈관 바로 옆에 삽입하고 발 쪽으로 1.5cm 전진시킨다. 흡인 음성이면, 국소마취제를 1.5mL 투여한다.

위험

- 혈관내 투여의 위험이 있으므로, 주사에 앞서 흡인이 필요하다.

병행 치료

- 상부 및 하부 발목관절의 견인 운동
- 이온영동
- 경골신경에 대한 경피전기신경자극 치료
- 종족궁의 지지를 통해 발에 가해지는 긴장의 감소, 발 내재근 운동
- 교대 온냉 족욕
- 족저욕(sole bath)

치료 효과: +++
주사치료 빈도: 주 1~2회, 최대 4주; 필요시 주사 중 하나에 저용량 코르티코스테로이드를 포함시킬 수도 있다.
수기 관절가동, 물리치료, 경피전기신경자극, 정형 기술, 운동치료

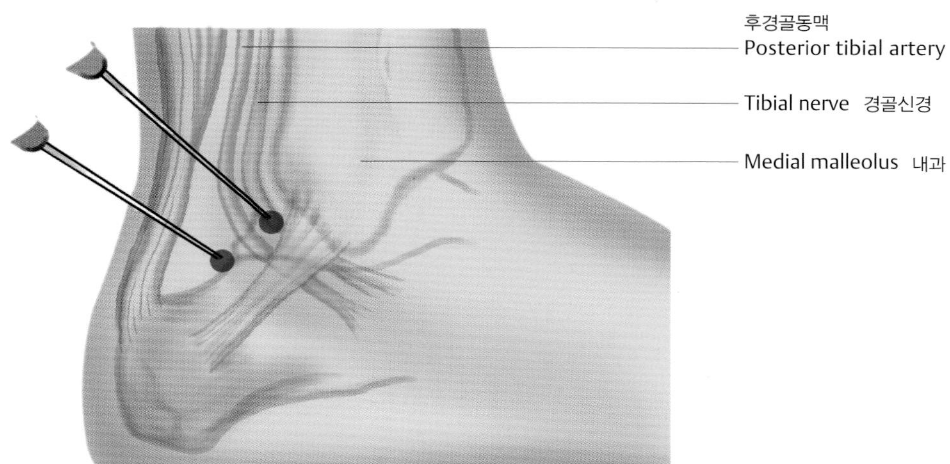

Primarily indicated injection points 주적응 주사점

Area of pain distribution 통증 분포 부위

족지간신경(Interdigital Nerve) : 모톤 신경종(Morton Neuroma)

적응증

- 족지간 통증, 신경통과 비슷한(neuralgiform) 모톤 증상
- 무지 외반증(Hallux valgus, 엄지건막류 변형 [bunion deformity]), 중족골통을 동반한 갈퀴족지 변형(claw toe deformity)
- 잘못된 발 정역학에서 전족부 통증

재료

- 국소마취제: 발가락 사이 공간 당 1mL
- 바늘: 27G×20mm

기법

- 발의 배측면에서 바늘을 촉진되는 발가락 사이 공간에 수직으로 2cm 삽입하고 발가락 사이 공간 당 국소마취제를 1mL 투여한다.
- 바늘을 후퇴시키면서 국소마취제를 지속적으로 주사하여 족지간신경과 아울러 인대에도 이르도록 한다.

위험

- 없음

병행 치료

- 중족족지관절의 가동, 외반족에서 수기치료를 통한 횡족궁의 가동
- 발반사요법, 외반족에서 잘못된 발 정역학의 보상
- 경피전기신경자극, 테니스 볼 등을 이용한 자가 관절가동과 지지 외반족 붕대
- 필요시 수술적 교정

치료 효과: +++
주사치료 빈도: 주 2회, 최대 6주
수기 관절가동, 정형 기술, 경피전기신경자극

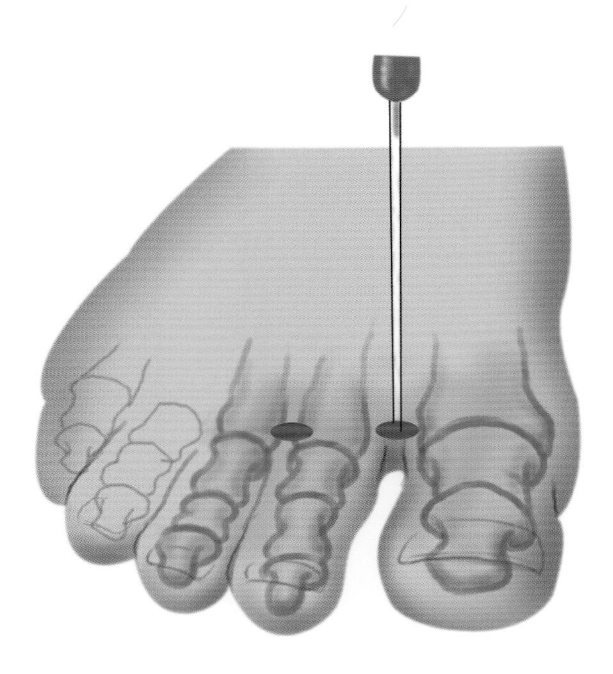

Primarily indicated injection points 주적응 주사점

Area of pain distribution 통증 분포 부위

종골통증(Calcaneus Pain)

적응증

- 종골통증
- 족저근막염, 종족저 골극(plantar heel spur)

감별진단

- 족근관 증후군
- 골유합증(synostosis)
- 연관 신경근 증상

재료

- 국소마취제: 2mL
- 바늘: 27G×40mm

기법

- 환자를 바로 눕히고 무릎을 90도로 굴곡시킨다. 종골의 전연을 촉진한다. 발의 중앙을 지나가는 세로선에서 내측으로 1cm에서 종골을 향해 바늘을 삽입한다.
- 뼈와 접촉시킨 후, 골막에서 주사액을 부채꼴 형태로 투여한다.

병행 치료

- 부드러운 깔창을 통해 발뒤꿈치에 가해지는 긴장의 일시적인 감소, 잘못된 발 정역학의 조절
- 발뒤꿈치 창, 이온영동, 발 운동, 작은 나무 막대기와 냉동요법을 통한 마사지, 발 찜질
- 체외충격파 쇄석술

치료 효과: +++
주사치료 빈도: 주 2~3회, 최대 12주; 필요시 주사 중 하나에 저용량 코르티코스테로이드를 포함시킬 수도 있다.
정형 기술, 물리치료, 운동치료, 체외충격파 쇄석술

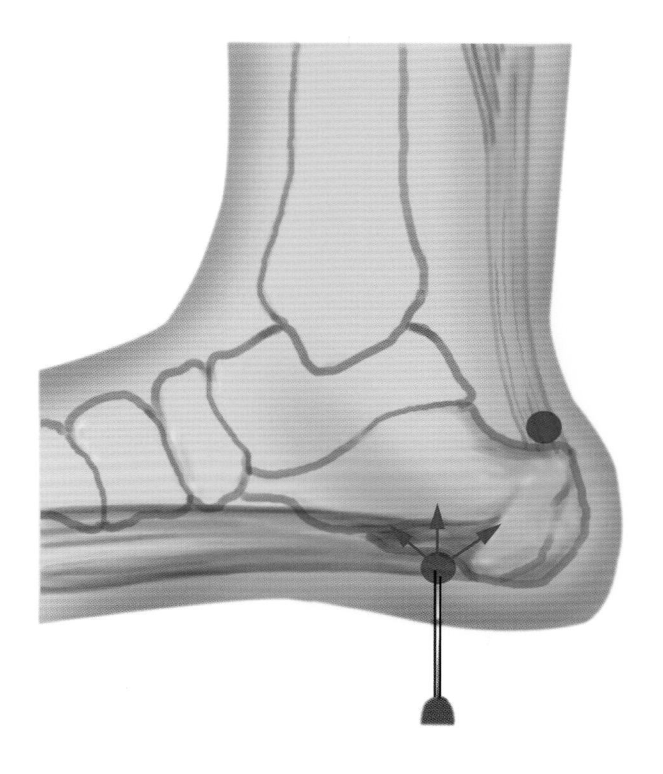

Primarily indicated injection points 주적응 주사점

Area of pain distribution 통증 분포 부위

피부를 통한 치료

슬개골을 중심으로 한 슬부(Knee Circle)

적응증

- 슬개연골병증
- 슬개후 관절증
- 슬개대퇴 활주의 기능장애
- 수술적 치료 후 장애

감별진단

- 슬관절염
- 슬개전 점액낭염
- 관절내 유리체

재료

- 국소마취제: 3mL
- 바늘: 27G×20mm

기법

- 슬개골 주위로 원을 그리면서 각각 국소마취제 1mL를 함유하는 피부내 퀴들을 만든다. 슬개골과 각 주사 부위 사이의 거리는 1cm이다. 각각의 퀴들에서 바늘을 뼈에 닿을 때까지 전진시킨다.
- 바늘을 1mm 후퇴시킨 후, 골막 근처에 국소마취제를 0.2mL 투여한다. 이러한 시술을 슬개골 주위에서 줄곧 반복한다.

위험

- 바늘을 슬개골 쪽으로 삽입하면 위험은 없다.
- 바늘을 수직으로 삽입하면 관절와로 우연한 관절강내 주사가 일어날 수도 있으므로, 바늘의 끝을 슬개골과 접촉시켜야 한다.

병행 치료

- 수기치료를 통한 슬개대퇴 활주의 가동
- 필요시 슬개골에 저탄력 붕대 사용
- 정형화(orthopedic shoes)를 통한 지지
- 수중 운동치료
- 온천욕
- 물리치료를 통한 내측광근의 강화
- 프리스니츠(Priessnitz) 찜질

치료 효과: ++
주사치료 빈도: 주 2회, 최대 12주
수기 관절가동, 정형 기술, 물리치료, 운동치료, 의학적 운동치료

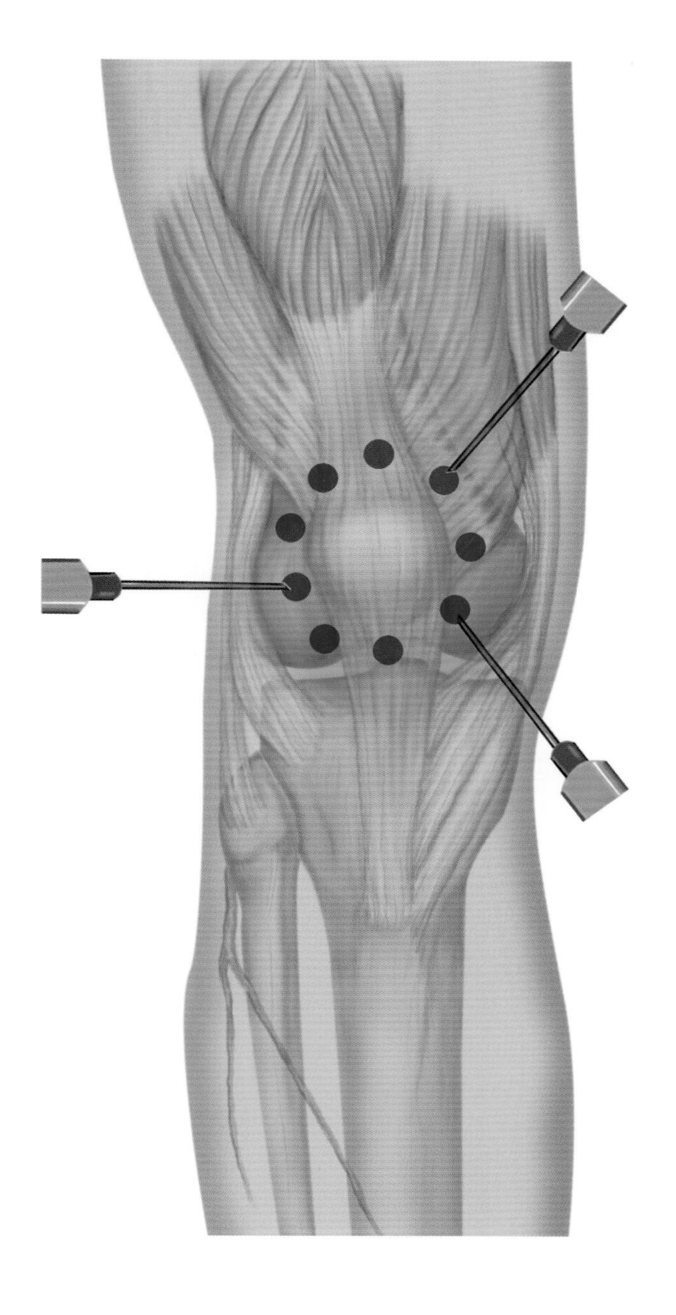

Primarily indicated injection points 주적응 주사점

Area of pain distribution 통증 분포 부위

내측 반월상 연골 통증(Medial Meniscus Pain)

적응증

- 내측 슬관절증
- 반월상 연골의 변성

감별진단

- 내측 측부인대의 건증
- 거위발건의 건증

재료

- 국소마취제: 2mL
- 바늘: 27G×20mm

기법

- 무릎에서 촉진되는 관절선을 따라 슬개골 옆에서 시작해 수평면을 따라가면서 반원을 그리며 피부내 퀴들을 2cm 간격으로 만든다. 각각의 퀴들은 국소마취제 0.1mL를 함유한다.
- 퀴들을 만든 후, 각각의 부위에서 바늘을 0.5cm 전진시키고 국소마취제를 0.2~0.3mL 투여한다.

위험

- 바늘을 과도하게 전진시키면 우연한 관절강내 주사가 일어날 수도 있으므로, 흡인과 삽입의 깊이를 준수해야 한다.

병행 치료

- 발뒤꿈치 겉창 또는 관절의 견인 가동 등을 통해 내측 구획에 가해지는 긴장의 감소
- 수중 운동치료, 이온영동을 통한 국소 충혈 치료
- 프리스니츠(Priessnitz) 찜질

치료 효과: ++
주사치료 빈도: 주 2회, 최대 12주
정형 기술, 수기 관절가동, 물리치료

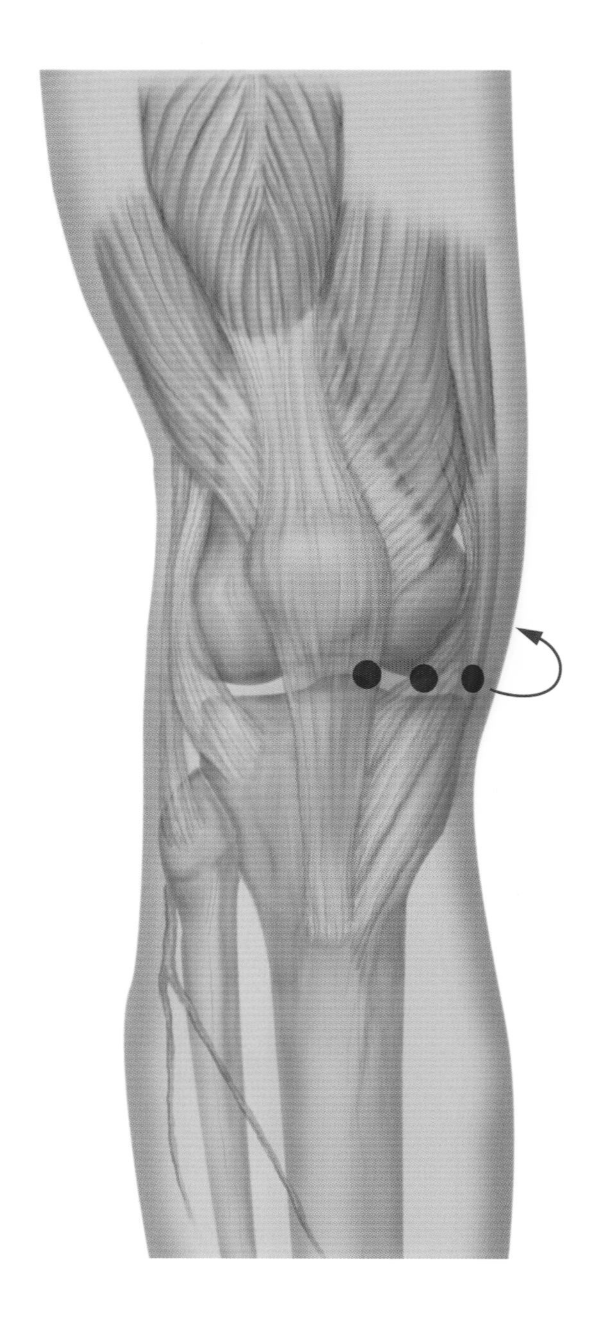

Primarily indicated injection points 주적응 주사점

Area of pain distribution 통증 분포 부위

외측 반월상 연골 통증(Lateral Meniscus Pain)

적응증

- 외측 반월상 연골 통증 증후군
- 외반 슬관절증

재료

- 국소마취제: 2~3mL
- 바늘: 27G×20mm

기법

- 무릎에서 촉진되는 외측 관절선을 따라 슬개인대의 외측에서 시작해 수평면을 따라가면서 반원을 그리며 피부내 퀴들을 2cm 간격으로 만든다. 각각의 퀴들은 국소마취제 0.1mL를 함유한다.
- 퀴들을 만든 후, 각각의 부위에서 바늘을 0.5cm 전진시키고 국소마취제를 0.2~0.3mL 투여한다.

위험

- 바늘을 과도하게 전진시키면 우연한 관절강내 주사가 일어날 수도 있으므로, 흡인과 삽입의 깊이를 준수해야 한다.

병행 치료

- 발뒤꿈치 안창 또는 관절의 견인 가동 등을 통해 외측 구획에 가해지는 긴장의 감소
- 관절의 견인 가동
- 수중 운동치료
- 프리스니츠(Priessnitz) 찜질
- 이온영동과 같은 국소 항염 및 충혈 치료

치료 효과: +
주사치료 빈도: 주 2회, 최대 6주
정형 기술, 수기 관절가동, 물리치료

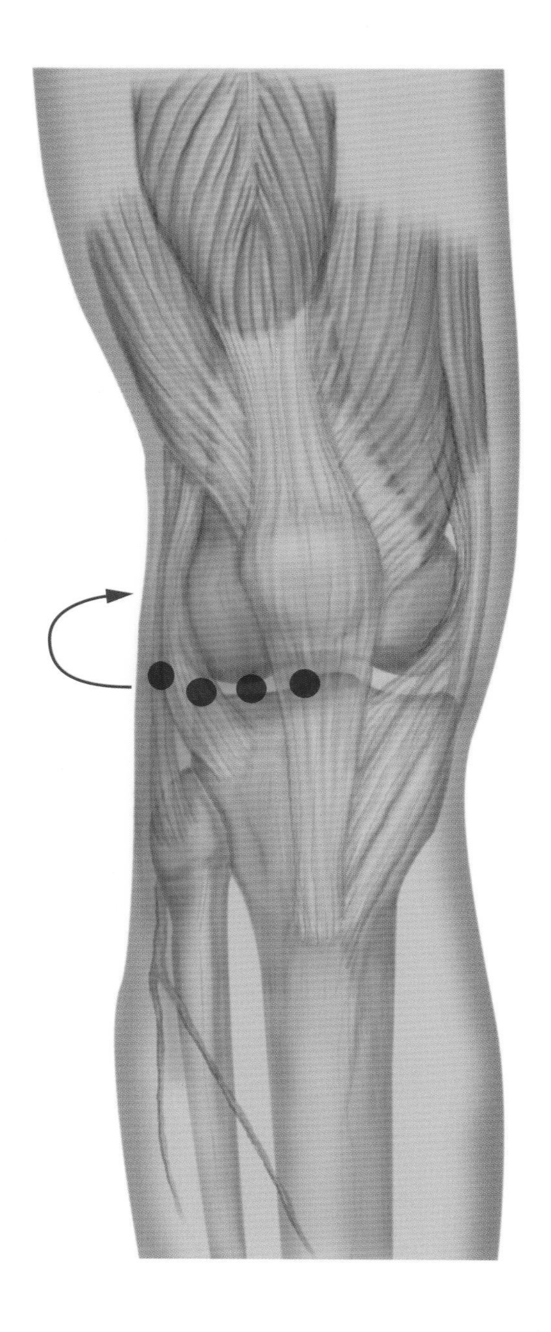

Primarily indicated injection points 주적응 주사점

Area of pain distribution 통증 분포 부위

경골 부위의 통증(Pain along the Tibia)

적응증

- 경골 골막증
- 전경골 부위의 야간 근육 경련

감별진단

- 디스크 탈출증에서 신경근 증상
- 말초동맥 폐색

재료

- 국소마취제: 3mL
- 바늘: 27G×40mm

기법

- 경골근의 전연을 촉진한다. 첫 번째 주사는 경골 조면 바로 아래에서 경골의 전연 외측으로 한다. 바늘을 수직으로 삽입하고 골막에 닿을 때까지 전진시킨다. 바늘을 1mm 후퇴시킨 후, 골막에서 국소마취제 0.5mL를 투여한다. 이러한 시술을 경골 모서리의 외측면을 따라 4cm 간격으로 4~5번 반복한다.

위험

- 없음

병행 치료

- 흔히 편평족(외반족)의 형태로 잘못된 발 정역학이 존재하고 이는 전경골근의 과도긴장을 초래한다. 이에 따라 종족궁에 대해 지지 조치가 요구된다.
- 하퇴부 주수, 경골의 외측면으로 전경골근의 부착 부위에서 마찰마사지

치료 효과: ++
주사치료 빈도: 주 2회, 최대 12주
정형 기술, 물리치료, 마찰마사지

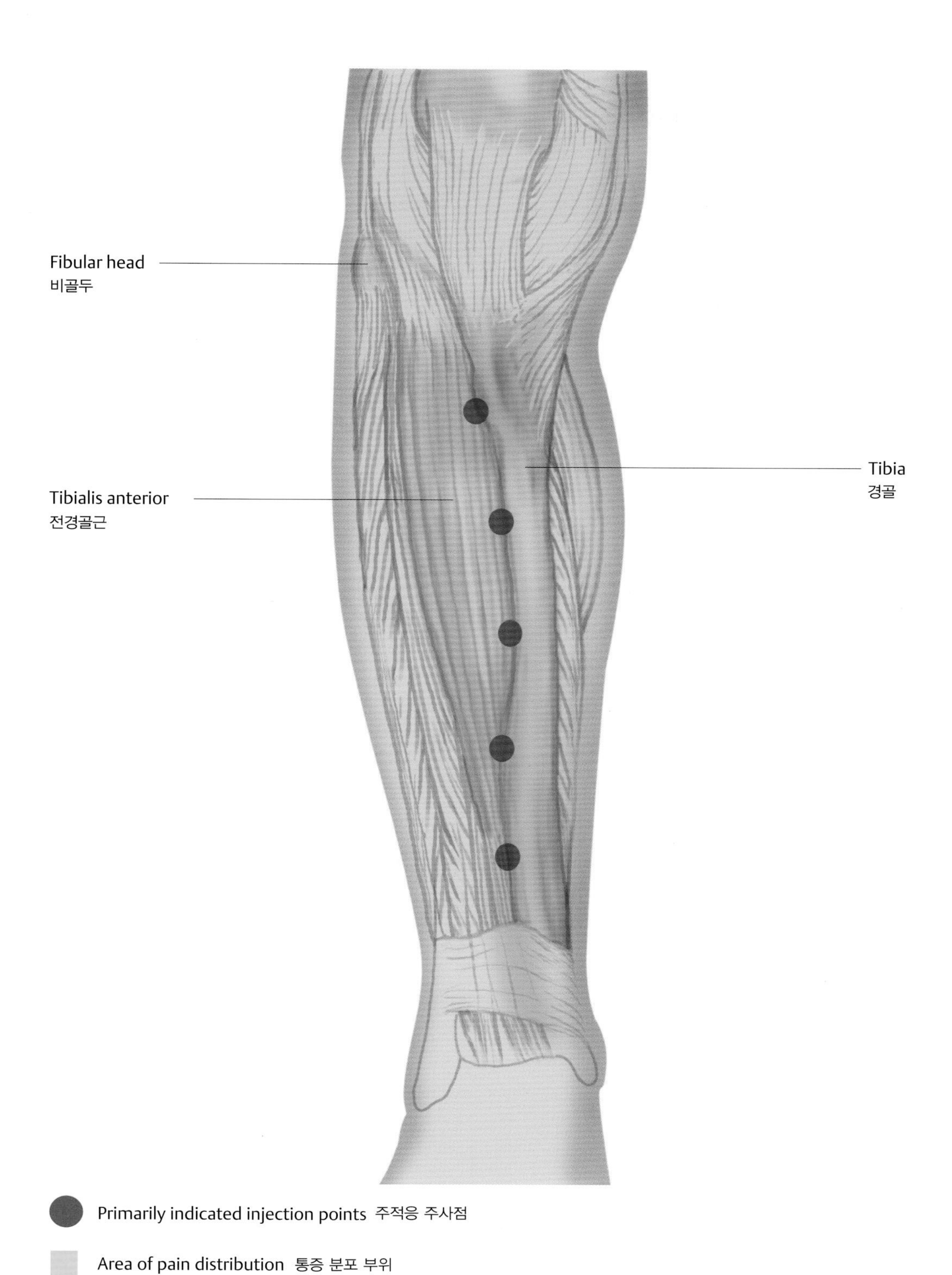
Fibular head
비골두
Tibialis anterior
전경골근
Tibia
경골
Primarily indicated injection points 주적응 주사점
Area of pain distribution 통증 분포 부위

■ 치료와 관절 주사

고관절(Hip Joint)

적응증

- 관절염, 고관절증

감별진단

- 고관절 관절주위염
- 전자(trochanter)의 건병증
- 서혜탈장

재료

- 국소마취제: 6~7mL
- 바늘: 20G×90mm

기법

- 환자를 옆으로 눕혀 안정된 자세를 취하게 한다. 환측 다리를 위쪽으로 두고 신전시키며, 중립 자세에서 베개를 받쳐 위치시킨다.
- 장골능에서 약 10~15cm 미측으로 대전자를 촉진한다. 대전자의 두측연은 단단하게 그리고 깊이 촉진되며, 다리를 수동적으로 외전시킨다. 다리를 외전시킬 때 촉진하는 손가락이 오목한 곳으로 내려가는데, 여기가 주사 부위이다.
- 바늘을 수직으로 삽입한다. 흡인을 하면서 바늘을 뼈에 닿을 때까지 전진시킨다. 뼈에 이르기 직전에 관절낭이 뚫려 저항이 소실된다. 힘을 가하지 않아도 주사를 시행할 수 있다.

위험

- 대퇴회선동맥이 손상될 수도 있으므로, 흡인이 필수적이다. 바늘 끝이 관절낭내에 거치될 경우에는 상당한 압력을 가해야만 주사가 될 수 있다.

병행 치료

- 수기치료를 통한 관절가동
- 고관절 견인 치료, 전신성 항염제 투여
- 팔꿈치 목발을 통한 지지, 완충 뒷굽을 통한 축방향 완충

치료 효과: +++
주사치료 빈도: 주 1회
운동치료, 수기 관절가동, 투약, 정형 기술

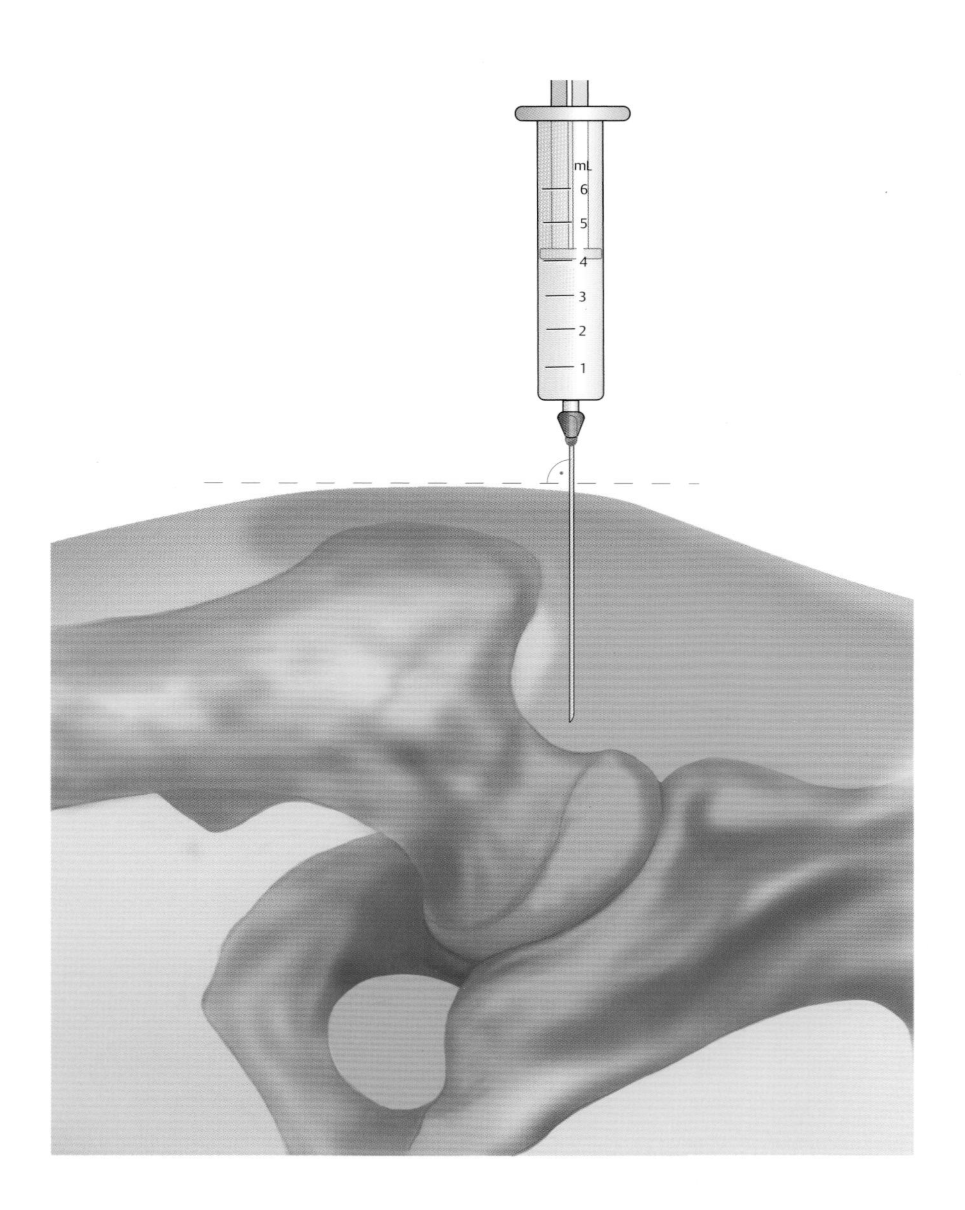
mL
6
5
4
3
2
1

슬관절(Knee Joint)

적응증

- 관절염
- 퇴행성 장애
- 외상후 무릎 내부 손상

재료

- 국소마취제: 10mL
- 바늘: 22G×30mm

기법

- 환자를 앉혀 무릎을 90도로 굴곡시키고 발이 바닥에 닿지 않게 다리가 걸쳐 있도록 한다. 슬관절 옆으로 내측 및 외측 관절선을 촉진하고 표시한다. 그 연결선이 첫 번째 보조선이다. 그런 다음 슬개건에서 외측으로 1cm(또는 내측으로 1cm) 떨어진 곳을 촉진한다.
- 주사 부위는 이 슬개엽 선과 수평 보조선의 교차점에 있다. 바늘을 수직으로 삽입하고 3cm 전진시킨다. 소량의 국소마취제가 주사되면 바늘 끝이 관절강내에 정확히 거치되었다는 것을 나타낸다.
- 보통의 압력으로도 주사를 시행하기에 충분해야 한다. 주사 중에 환자가 갑작스런 통증을 호소한다면 바늘 끝의 위치가 올바르지 않다는 것이며, 이는 대개 바늘 끝이 호파 지방층(Hoffa fat pad)에 거치되었다는 점을 시사한다. 주사기 내관에 가벼운 압력을 가하면서 바늘을 약간 전후로 움직여 부드럽게 주사되는 위치를 찾는다.
- 절대로 주사액을 투여하기 위해 힘을 가해서는 안 된다.

위험

- 호파 지방층으로 주사될 위험이 있다(주사에 저항이 있다).

병행 치료

- 국소 냉동요법
- 국소 항염제 도포
- 발뒤꿈치를 통한 축방향 완충을 할 수 있는 보조기
- 물리치료
- 경피전기신경자극 치료
- 전신 효과 비스테로이드성 항염제(NSAID)

치료 효과: +++
주사치료 빈도: 주 1~2회
냉동요법, 수기 관절가동, 정형 기술,
경피전기신경자극, 물리치료, 투약

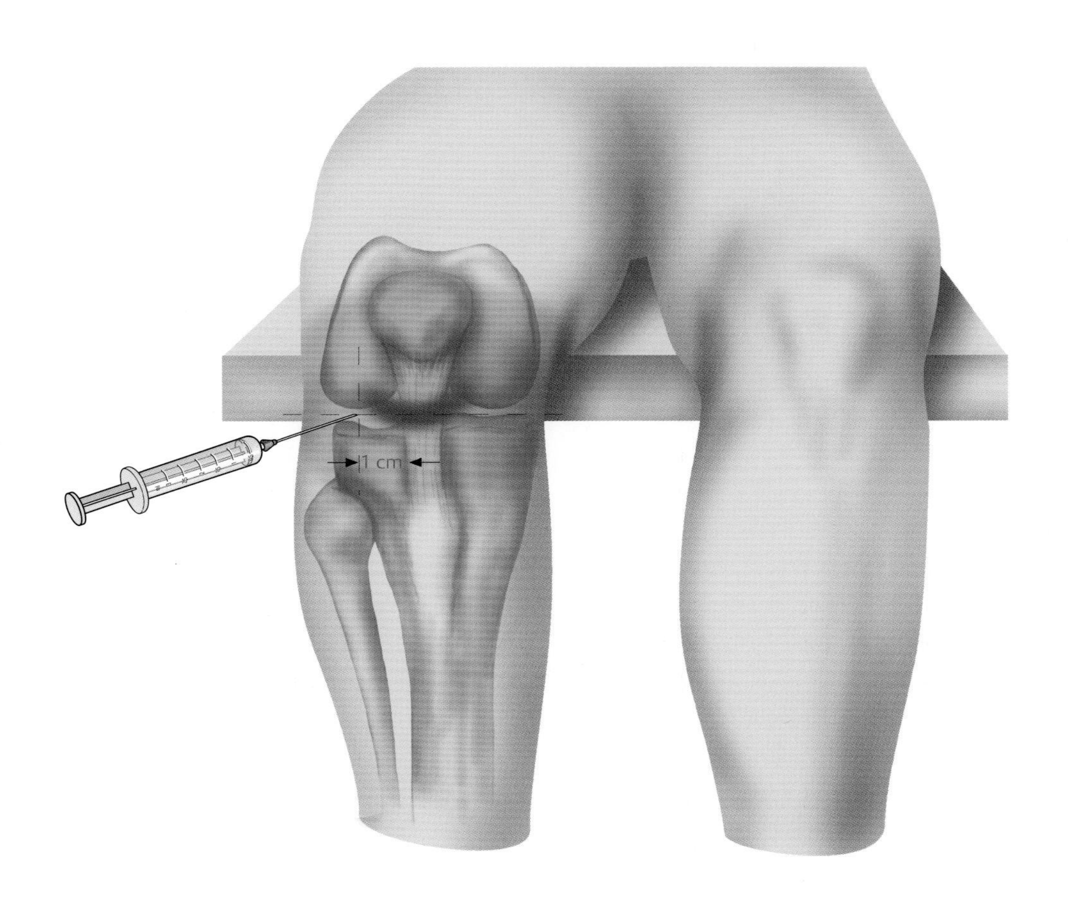
1 cm

상부 발목관절(Upper Ankle Joint)
: 거퇴관절 (Talocrural Articulation)

적응증

- 관절염
- 발목관절의 관절증
- 외상후 박리성 골연골염

감별진단

- 신근 지지대(extensor retinaculum) 부위의 건초염
- 중족부 관절염

재료

- 국소마취제: 5mL
- 바늘: 23G×30mm

기법

- 환자를 바로 눕히고 무릎을 45도로 굴곡시키며 발을 시술대에 평평하게 대도록 한다. 내과와 외과를 촉진한다. 두측으로 1~1.5cm 촉진해 올라간다. 수동적으로(!) 족배굴곡과 족저굴곡을 번갈아 하는 동안, 오목한 곳을 촉진할 수 있다. 발을 능동적으로 움직이면, 무지신근 건이 팽팽해지기 때문에 관절선을 촉진하지 못한다.
- 수평 관절선을 표시한다. 저항에 대항해 환자의 엄지발가락을 올려 무지신근의 건을 확인한다. 전경골근의 건은 발의 내측을 들어 올리면 위치가 쉽게 확인된다. 주사 부위는 쉽게 촉진되는 두 건 사이의 수평 관절선상에 위치한다.
- 바늘은 경골 전연에 수직이 아니라 두측으로 20도 각도를 주어 삽입한다. 이렇게 하면 상부 발목관절에 대한 접근성이 더 좋아진다. 관절낭이 뚫리면 바늘이 관절선으로 내려간다. 국소마취제는 압력을 증가시키지 않은 채 주사할 수 있다. 주사에 앞서 흡인이 필수적이다. 삽입의 깊이는 2cm이다.

위험

- 족배동맥(dorsalis pedis artery)이 손상되고 심비골신경이 손상되거나 마취될 수도 있다. 이 신경은 장무지신근의 건과 평행하게 주행한다.
- 엄수사항: 주사는 장무지신근의 건에서 내측으로 시행해야 한다.

병행 치료

- 우나 연고 붕대(Unna paste bandage)와 같은 항염제 도포 지지 붕대
- 동적 정형 발목 지지, 완충 뒷굽을 통한 축방향 완충
- 이온영동
- 경피전기신경자극 치료

치료 효과: ++
주사치료 빈도: 주 1회
물리치료, 투약, 정형 기술

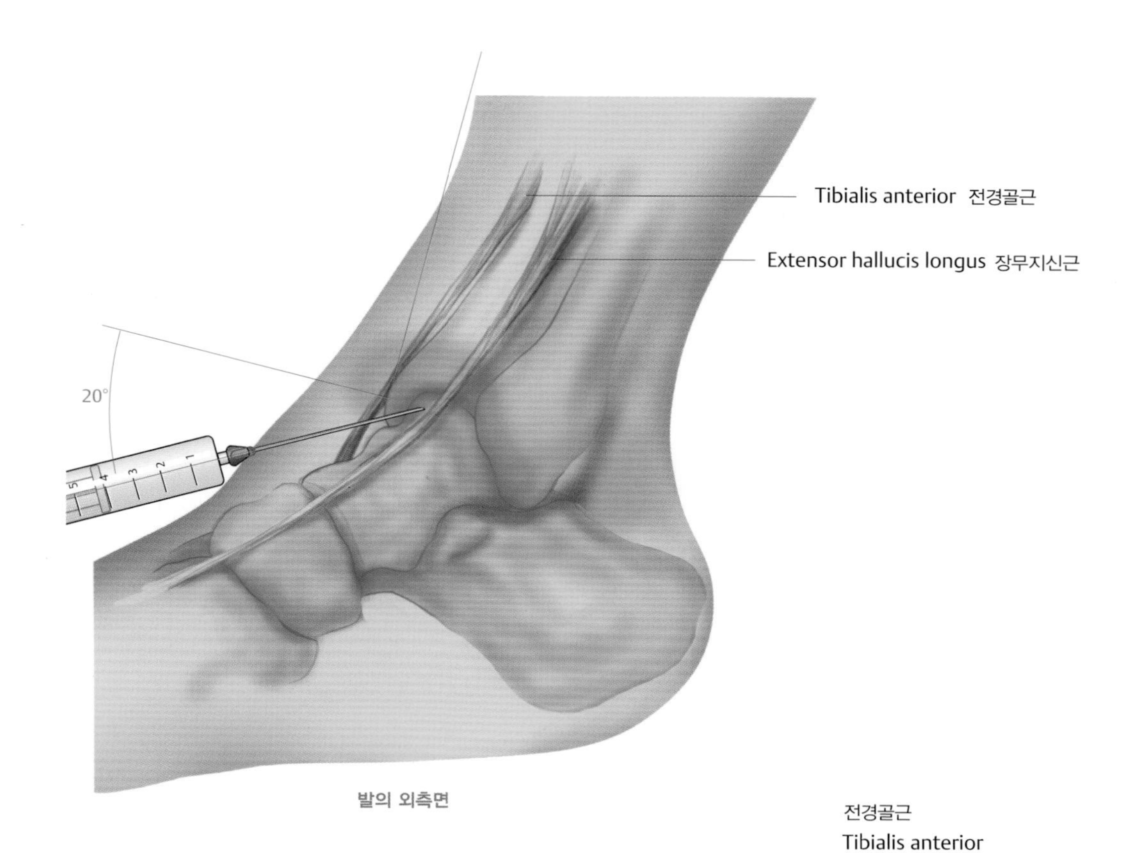

발의 외측면

전경골근
Tibialis anterior

장무지신근
Extensor hallucis longus

비골신경
Fibular nerve

족배동맥
Dorsalis pedis artery

발의 전면

중족족지관절(Metatarsal Phalangeal Joint)

적응증

- 관절염
- 중족족지관절의 관절증
- 외상후 통풍 발작

감별진단

- 종자골염(sesamoiditis)
- 제1중족골두에서 점액낭염

재료

- 국소마취제: 1~2mL
- 바늘: 27G×20mm

기법

- 환자를 바로 눕히고 무릎을 45도로 굴곡시키며 발을 시술대에 평평하게 대도록 한다. 엄지손톱을 이용하면 관절선이 오목한 곳에서 쉽게 촉진된다. 촉진을 확인하기 위해 환자의 엄지발가락을 수동적으로 족배굴곡과 족저굴곡으로 움직이도록 한다. 관절선을 표시하고 주사기를 잡지 않은 손으로 환자의 엄지발가락을 가볍게 당긴다.
- 바늘을 수직으로 삽입한다. 관절낭이 뚫린 후 곧 관절연골에 이르므로, 주사기 내관에 가벼운 압력을 가해 바늘을 주의해서 전진시킨다. 바늘 끝이 올바로 관절강내에 거치되면 국소마취제를 힘들이지 않고 주사할 수 있다.

위험

- 관절낭내 주사 위험이 있는데, 이 경우 주사시에 상당한 힘을 주어야만 국소마취제가 주입될 수 있다.

병행 치료

- 신발 조정
- 특히 중족족지관절을 위해 맞춘 보조기, 무지 강직증용 신발 겉창(hallux rigidus rolle)
- 국소 항염제 도포
- 기저관절(basal joint, 족근중수관절)의 견인 가동

치료 효과: ++

정형 기술, 수기 관절가동

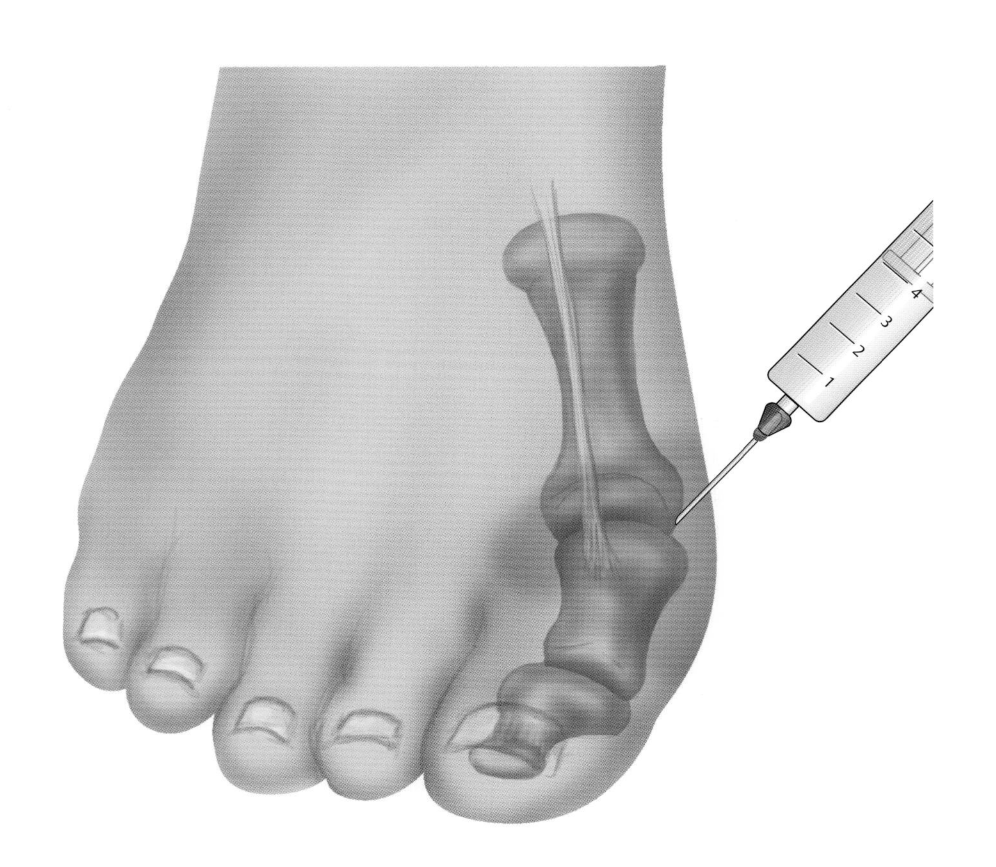
1
2
3
4

제8장

근막통증 증후군
Myofascial Pain Syndromes

■ 전두두정 기능장애 증후군 (Frontoparietal Dysfunction Syndromes)

적응증

- 하악관절 기능장애
- 저작근의 압력 민감도
- 하악관절 잡음(clicking sound)
- 개구장애(입벌림장애)

감별진단

- 하악관절의 관절염
- 치근의 염증
- 턱의 뼈 돌기
- 이하선염

재료

- 국소마취제: 3mL
- 바늘: 27G×20mm

기법

- 통증 투사에 따라, 주사액을 교근의 천층 또는 심층 근막 통증유발점들에 투여한다.
- 통증이 뺨, 부비동 및 위턱 부위에 존재하면, 근막 통증유발점은 교근의 두측 천층에 있다. 통증이 아래어금니와 아래턱 쪽으로 뻗으면, 주사 부위들은 교근의 중앙 근복 심층에 위치한다. 측두로, 눈썹 위로, 그리고 아래턱으로 투사되는 통증은 교근의 미측면 천층에 위치한 통증유발점들에서 기원한다. 귓바퀴 앞면으로 그리고 하악각으로 투사되는 통증은 교근의 관골궁 부착부 근처 교근의 심층에 있는 통증유발점과 연관이 있다.
- 근위부 통증유발점들에서는 바늘을 관골궁의 전방면과 중앙면에 수직으로 1cm 삽입한다. 주사 부위는 서로 1cm 떨어져 있다. 각각의 부위에서 국소마취제를 0.5~1mL 주사한다.
- 2번의 주사를 교근의 중앙 근복에서 한다. 주사 부위는 서로 2cm 떨어져 위치한다. 환자가 이를 악물게 해서 근육을 완전히 팽팽하게 한 상태에서 각각의 부위에서 바늘을 수직으로 1cm 삽입하고 국소마취제를 1mL 투여한다.
- 원위부 근육경화에서는 하악각을 촉진한다. 2곳의 주사 부위는 하악각의 전방으로 있고 두측으로 1cm에 위치하며, 서로 2cm 떨어져 있다. 각각의 부위에서 바늘을 수직으로 0.5cm 삽입하고 국소마취제를 1mL 주사한다.
- 통증이 귓바퀴의 앞쪽에서 가장 심하면, 관골궁의 위치를 확인한다. 환자가 입을 벌리고 오므리도록 하면서 하악관절을 촉진한다. 하악관절의 전방으로 관골궁의 하연에서 바늘을 수직으로 1.5cm 삽입하고 국소마취제를 1.5mL 주사한다.

위험

- 하악관절로 관절강내 주사가 될 위험이 있으므로, 환자가 입을 벌리고 오므리게 해서 관절의 위치를 확인하는 것이 필수적이다. 바늘을 과도하게 전진시키면, 안면신경이 마취되고 상악동맥이 손상될 수도 있다. 상악동맥의 주행에는 상당한 변이가 있으므로, 주사에 앞서 흡인이 필수적이다.

병행 치료

- 교근의 등척성후 이완
- 수기치료를 통한 하악관절의 치료
- 치과교정 치료
- 냉동 마찰마사지와 자가관절가동 치료

치료 효과: +++
주사치료 빈도: 주 3회, 최대 6주
등척성후 이완, 수기 관절가동 치료, 물리치료, 치과교정

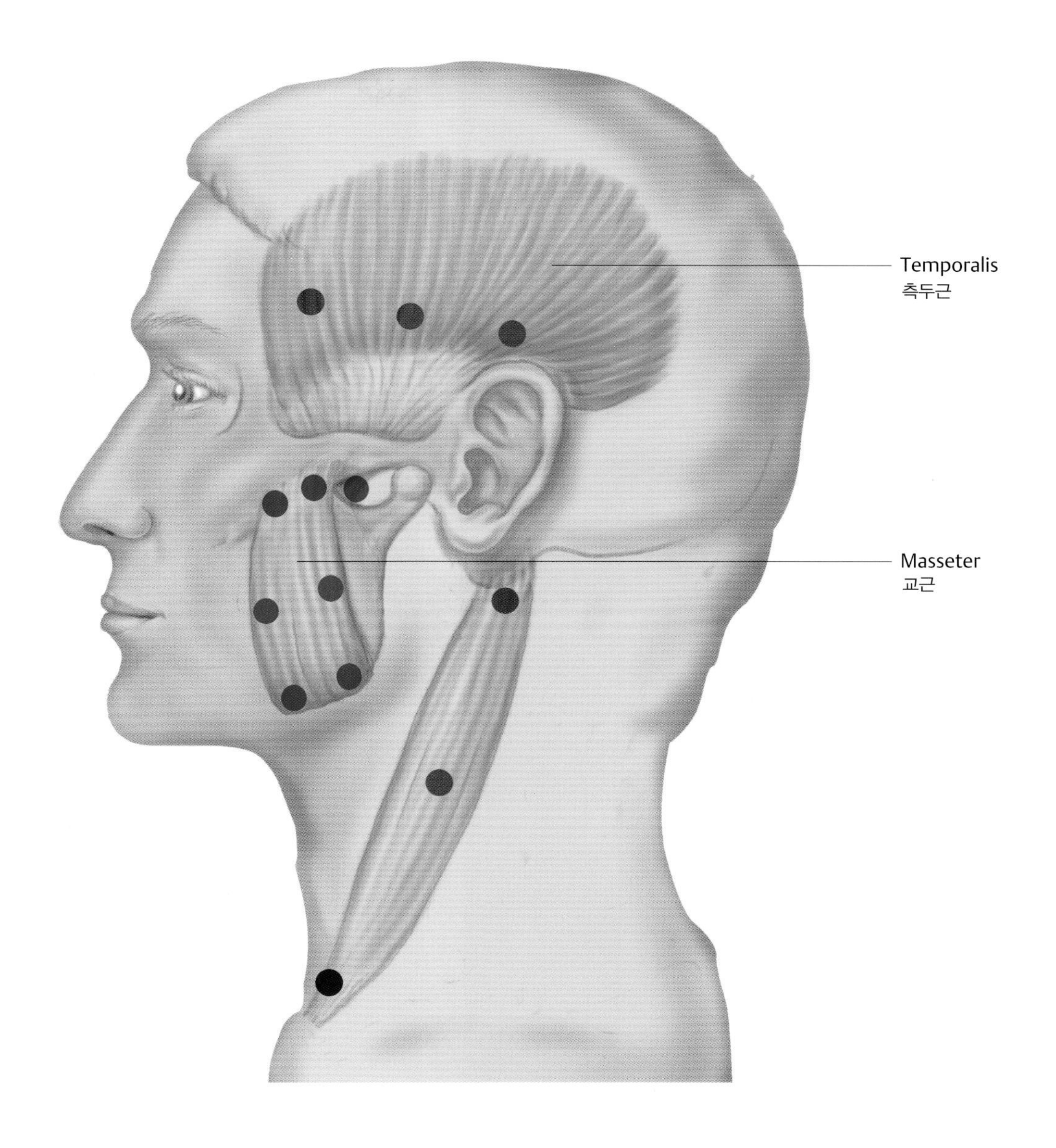

Primarily indicated injection points 주적응 주사점

Complementary point 보완 주사점

■ 후두경추 기능장애 증후군 (Occipitocervical Dysfunction Syndromes)

적응증

- 연관 전두 및 후두통을 동반한 기능장애

감별진단

- 녹내장
- 후두신경통
- 긴장성 두통

재료

- 국소마취제: 4mL
- 바늘: 27G×40mm

기법

- 안와상으로 눈썹의 주행을 따라 오목한 곳에서 바늘을 수직으로 삽입하고 국소마취제 0.1mL를 함유하는 팽진을 만든다. 바늘을 4~5mm 전진시키고 국소마취제를 0.4mL 투여한다. 이러한 시술을 반대쪽에서 반복한다.
- 그런 다음 후두에서 후두근의 위치를 확인한다. 이 근육은 후두 외측으로 귓바퀴의 상연 높이에 있다. 이 부위에서 거칠고 압력에 아주 민감한 통증유발점이 촉진될 수 있다. 바늘을 수직으로 삽입하고 국소마취제 0.1mL를 함유하는 팽진을 만든다. 그런 다음 바늘을 골막까지 전진시키고 약간 후퇴시킨 후, 주사액을 0.4mL 투여한다. 동일한 시술을 반대쪽 후두근에서 반복한다.

위험

- 없음
- 골막내 및 골막하 주사는 심한 통증을 일으키므로 피해야 한다.

병행 치료

- 바이오피드백 훈련
- 점진적 이완 기법
- 수기치료를 통한 운동 치료와 횡마찰마사지

치료 효과: ++
주사치료 빈도: 주 2회, 최대 6주
등척성후 이완, 수기 관절가동, 투약

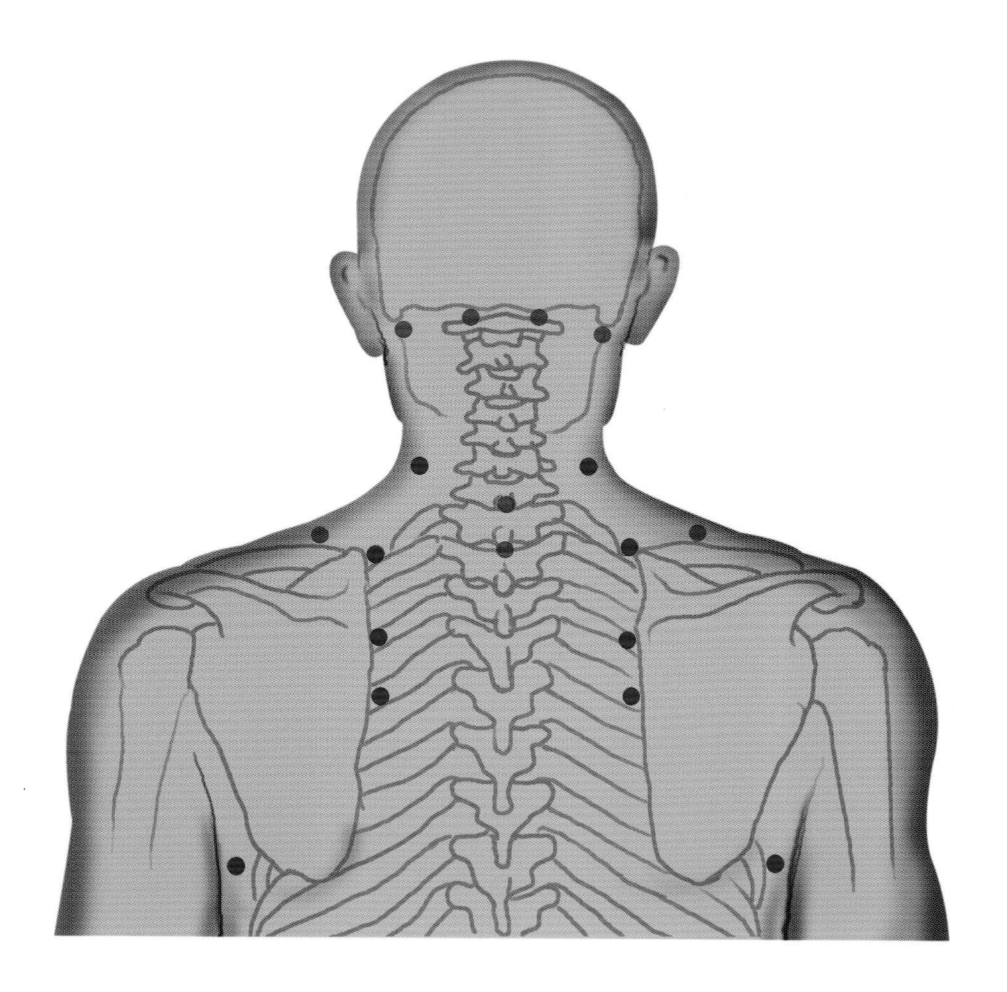

Primarily indicated injection points 주적응 주사점

Complementary point 보완 주사점

참고 문헌

Auberger HG et al. Praktische Lokalanästhesie. 4. Aufl. Stuttgart: Thieme; 1982

Augustin M et al. Praxisleitfaden Naturheilkunde. 2. Aufl. Neckarsulm: jungjohann; 1994

Albrecht R et al. Regionalanästhesie. 2. Aufl. Stuttgart: Gustav Fischer; 1985

Bell WE. Orofacial Pains - Differential Diagnosis. Ed. 2. Chicago: Year Book Medical Publishers; 1979: 85, 200-203; Figs. 7-8, 7-9

Covino BG et al. LocaI Anaesthetics. Mechanisms of Action an Clinical Use. New York: Grune & Stratton; 1976

Cyriax J. Textbook of Orthopaedic Medicine. Ed. 8, V0l. 2: Treatment by Manipulation, Massage and Injection. Baltimore: Williams & Wilkins; 1971

de Jong RH. Local Anaesthetic. Springfield: Illinois; 1977

de jong RH. Defining Pain Terms. JAMA 1980; 244: 143

Dexter JR, Simons DG. Local Twitch Response in human Muscle evoked by Palpation and Needle Penetration or a Trigger Point. Arch Phys Med Rehabil 1982; 62: 521

Dosch P, Dosch M. Manual of Neural Therapy According to Huneke. 2nd ed. Stuttgart: Thieme; 2006

Dosch Mp. Atlas of Neural Therapy. With Local Anesthetics. 2nd ed. Stuttgart: Thieme; 2003

Eder M. Herdgeschehen - Komplexgeschehen. Heidelberg: Haug; 1977

Eder M. Pathogenese und Klinik pseudoradikulärer Schmerzbilder. Man Med 1981; 54

Gabka J. Injektions- und Infusionstechniken. Praxis, Komplikationen und forensische Konsequenzen. 4. Aufl. Berlin: de Gruyter; 1988

Gabka J. Medizinische Geräte und Behältnisse für Transfusion, Infusion und Injektion. Din e. V. 2001

Greene CS. Myofascial Pain-Dysfunction Syndrome; nonsurgicaI Treatment. In: Sarnat BG, Laskin DM, eds. The temporomandibular Joint. 3. Aufl. Charles C. Thomas, Springfield: Illinois; 1980

Grill F. Die Behadlung von Schmerzsyndromen der Orthopädie mit Akupunktur. Handbuch der Akupunktur und Aurikulotherapie. Heidelberg: Haug; 1977

Gross D. Therapeutische Lokalanäthesie. 3. Aufl. Stuttgart: Hippokrates; 1985

Grosshandler S, Burney R. The myofascial Syndrome. NC Med J 1979; 40: 562-565

Gunn CC, Milbrandt WE. Tenderness at Motor Points. J Bone joint Surg 1976; 58-A: 815-825

Head H. Die Sensibilitätsstörungen der Haut bei Viszeralerkrankungen. Berlin: Hirschwald; 1898

Hecker H-U, Steveling A, Peuker E, Kastner J, Liebchen K. Color Atlas of Acupuncture. Body Points - Ear Points - Trigger Points. 2nd ed. Stuttgart: Thieme; 2008

Hecker H-U. Practice of Acupuncture. Point Location - Treatment Options - TCM Basics. Stuttgart: Thieme ; 2004

Hempen C-H, Wortman V. Pocket Atlas of Acupuncture. Stuttgart: Thieme; 2005

Hilsche H. Beeinflußbarkeit von Erkrankungen, besonders des Bewegungsapparates, mittels segmental applizierter Lokaltherapic. In: Clud K, Hrsg. Perkutane Rheumatherapie. Frankfurt: Pharma Medical; 1980

Hirschberg GG, Froetscher I, Naeim F. Iliolumbar Syndrome as a common Cause of low Back Pain: Diagnosis and Prognosis. Arch Phys Med Rehabil 1979; 60: 415-419

Hunnecke W. Impletol-Therapie. Stuttgart: Hippokrates; 1952

Ignelzi RJ, Atkinson JH. Pain and its Modulation. Part 2 - efferent Mechanisms. Neurosurgery 1980; 6: 584-590

Ingbar SH, Woeber KA. Diseases of the Thyroid, Chapter 335. In: Isselbacher KJ, Adams RD, Braunwald E et al., eds. Principles of internal Medicine. 9. Aufl. New York: McGraw-Hill Book Company; 1980: 1696, 1698-1699, 1701-1703, 1711

Kesson M, Atkins E, Davies I. Injektionen in Gelenke, Sehnen und Muskel. Praktische Injektionstechniken und Indikationen. 2. Aufl. Bern: Huber; 2008

Killian H, Lokalanästhesie und Lokalanästhetika. 2. Aufl. Stuttgart: Thieme; 1973

Kotani H, Kawazoe Y, Hamada T et al. Quantitative electromyographic Diagnosis of myofascial Pain-Dysfunction Syndrome. J Prosthet Dent 1980; 43: 450-456

Lewit K. Muskelfaszilitations- und Inhibitionstechniken in der Manuellen Medizin. Teil II: Postisometrische Muskelrelaxation. Man Med 1981; 19: 12-22

McCarty W. Diagnosis and Treatment of internal Derangements of the articular Disc and mandibular Condyle, Chapter 8. In: Solberg WK, Clark GT, eds. Temporomandibular Joint Problems. Chicago: Quintessence Publishing; 1980: 145-168

Macdonald jr. A. Abnormally tender Muscle Regions and associated painful Movements. Pain 1980; 8: 197-205

McNeill C, Danzig WM, Farrar WB et al. Craniomandibula(TMI) Disorders - the State of the Art. J Prosthet Dert 1980; 44: 434-437

Mahan PE. Differential Diagnosis of craniofacial Pain and Dysfunction. Alpha Omega 1976; 69: 42-49

Maigne R. Low Back Pain of thoracolumbar Origin. Arch Phys Med Rehabil 1980; 61: 389-395

Meier G, Buettner J. Peripheral Regional Anesthesia. An Atlas of Anatomy and Techniques. 2nd ed. Stuttgart: Thieme; 2007

Melzack R, Jeans ME, Stratford JG et al. Ice Massage and transcutaneous electrical Stimulation: Comparison of Treatment for low Back Pain. Pain 1980; 9: 209-217

Mercuri LG, Olson RE, Laskin DM. The Specificity of Response to experimental Stress in Patients with myofascial Pain Dysfunction Syndrome. J Dent Res 1979; 58: 1866-1871

Meyer JH. Die Pharmakologie, Toxikologie und klinische Anwendung lang wirkender Lokalanästhetika. Stuttgart: Thieme; 1977

Mikhail M, Rosen H. History and Etiology of myofascial Pain-Dysfunction Syndrome. J Prosthet Dent 1980; 44: 438-444

Moore DC. Regionalblock. 4. Aufl. Springfield: Illinois; 1965

Morgan jr, GJ. Panniculitis and erythema Nodosum, Chapter 75, In: Kelley WN, Harris ED, Ruddy S et al. Textbook of Rheumatology. Vol. 2. Philadelphia: WB Saunders; 1981: 1203-1207

Niesel HC. Regionalanästhesie. Stuttgart: Gustav Fischer; 1981

Nolte H. Die Technik der Lokalanästhesie. Berlin: Springer; 1966

Reichert B. Palpation Techniques. Stuttgart: Thieme; 2010

Reynolds MD. Myofascial Trigger Point Syndromes in the Practice of Rheumatology. Arch Phys Med Rehabil 1981; 62: 111-114, Tables 1 and 2

Reynolds MD. The Development of the Concept of Fibrositis. J Hist Med Allied Science 1983: 103-118

Richter P, Hebgen E. Trigger Points and Muscle Chains in Osteopathy. Stuttgart: Thieme; 2008

Rubin D. An Approach to the Management of myofascial Trigger Point Syndromes. Arch Phys Med Rehabil 1981; 62: 107-110

Sherman RA. Published Treatments of Phantom Limb Pain. Am J phys Med 1980; 59: 232-244

Simons DG, Travell JG. The Latissimus Dorsi Syndrome: a Source of mid-Back Pain. Arch Phys Med Rehabil 1976; 57: 561

Simons DG, Travell J. Common myofascial Origins of low Back Pain. Postgrad Med 1983; 73: 66-108

Smythe HA. Fibrositis and other diffuse musculoskeletal Syndromes. In: Kelley WN, Harris jr. ED, Ruddy S et al., eds. Textbook of Rheumatology. Vol. 1. Philadelphia: WB Saunders; 1981: 489

Theodoridis T, Kraemer J. Spinal Injection Techniques. Stuttgart: Thieme; 2009

Tilscher H et al, Lehrbuch der Reflextherapie. Stuttgart: Hippokrates; 1986

Travell J. Identification of myofascial Trigger Point Syndromes: a Case of atypical facial Neuralgia. Arch Phys Med Rehabil 1981; 62: 100-106

Wyant GM. Chronic Pain Syndromes and their Treatment. II: Trigger Points. Can Anaesth Soc J 1979; 26: 216-219, Patients 1 and 2

Yagiela JA, Benoit PW, Buoncristiani RD et al., Comparison of myotoxic Effects of Lidocaine with Epinephrine in Rats and Humans. Anesth Analg 1981; 60: 471-480

Zimmermann M. Physiologiemechanismen von Schmerzen und schmerztherapie. Triangel 1981; 20: 1-2

색인